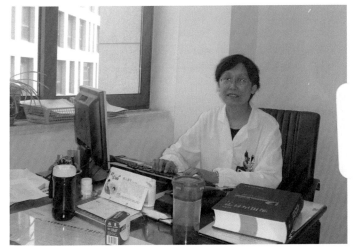

孙怡春

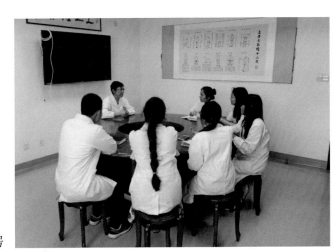

对留学生进行教学查房

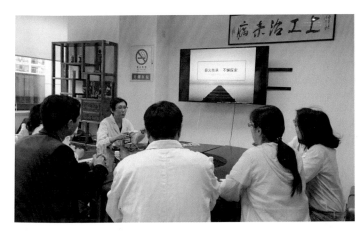

工作室授课

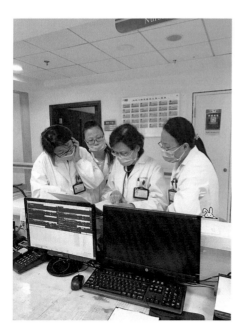

查房中

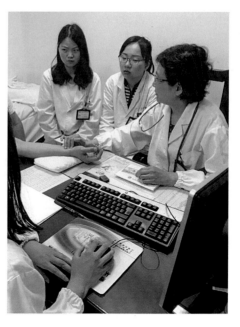

出诊带教

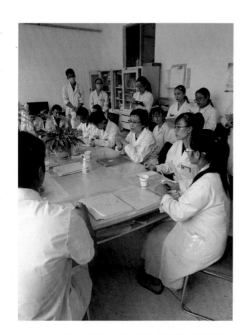

去对口援建的云南省红河州石屏县
中医院进行教学查房

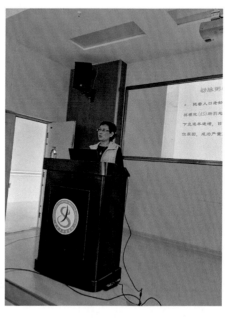

去对口援建的云南省红河州石屏县
中医院进行学术讲座

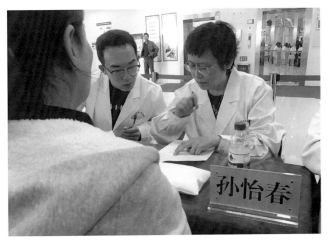

去新疆克拉玛依市中医院
参加膏方节义诊

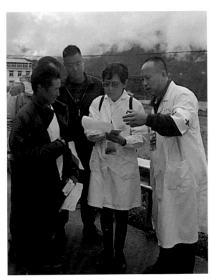

为藏民解读检查报告

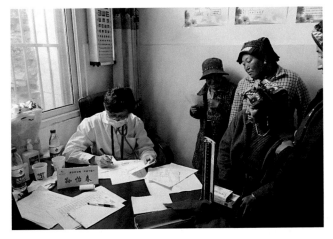

为藏民义诊

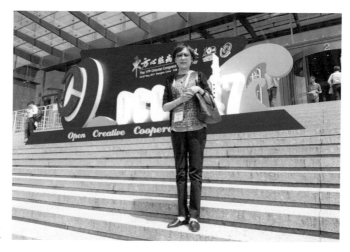

参加东方心脏病会议

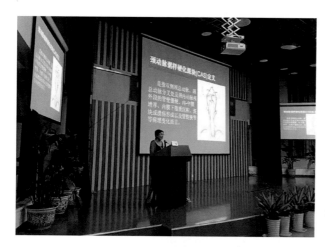

在上海市中医治未病学术
会议上授课

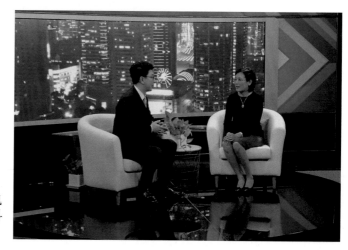

在上海市长宁有限电
视台进行中药知识科
普讲座

孙怡春

临证经验集萃

孙怡春 主编

科学出版社

北京

内 容 简 介

2015 年成立了首届上海市基层名老中医专家传承研究工作室，孙怡春作为上海市基层名老中医专家传承研究工作室传承专家，通过工作室的平台，开展中医传承工作。本书将在工作室期间的传承工作进行了归纳总结，实则系统反映孙怡春在心血管系统疾病诊治方面的学术思想、临床经验与临床研究成果。全书共分为学术思想、临证思辨、门诊病案、膏方病案及查房实录五部分内容。

本书供从事中医、中西医结合的临床医务人员参考，尤其对从事心血管系统疾病的临床与科研人员有所启迪。

图书在版编目（CIP）数据

孙怡春临证经验集萃 / 孙怡春主编. —北京：科学出版社，2019.6
ISBN 978-7-03-061161-1

Ⅰ. ①孙… Ⅱ. ①孙… Ⅲ. ①中医内科-中医临床-经验-中国-现代
Ⅳ. ①R25

中国版本图书馆 CIP 数据核字（2019）第 085769 号

责任编辑：陆纯燕 国晶晶/责任校对：王晓茜
责任印制：黄晓鸣/封面设计：殷 靓

科学出版社 出版
北京东黄城根北街 16 号
邮政编码：100717
http://www.sciencep.com
北京虎彩文化传播有限公司印刷
科学出版社发行 各地新华书店经销
*
2019 年 6 月第 一 版 开本：B5(720×1000)
2020 年 2 月第二次印刷 印张：9 1/4 彩插：2
字数：180 000
定价：60.00 元
（如有印装质量问题，我社负责调换）

前　言

孙怡春，上海市长宁区天山中医医院大内科主任，首届上海市基层名老中医专家传承研究工作室传承专家。其从事医疗、教学、科研工作30余年，对内科病症的诊治和临床研究有一定造诣，尤其擅长中西医结合诊治心血管系统疾病，多年来曾开展多项相关临床研究。其深爱自己的专业，视事业如生命，勤学不辍，辛勤耕耘，对学习有着始终如一的热情。学贯中西，不仅有较深厚的中医学理论功底，还始终坚持关注本专业领域的动态进展，不断更新知识，与时俱进，对现代医学知识的掌握亦非常纯熟，在临床上辨证与辨病相结合，重视中医学的整体观念、气血理论与辨证施治等核心思想，灵活运用中西医理论指导临床实践，尤其对心血管系统疾病的中西医诊治，积累了丰富经验。其主要学术思想为"虚为诸病之源"，遵循《黄帝内经》"人之生，以气血为本，人之病，未有不伤其气血者"的理论，认为诸病多因虚而发，并将此学术思想应用于临床，形成"益气温阳治疗缓慢性心律失常""益气通阳、活血利水治疗慢性心力衰竭"等临证治疗特色。

孙怡春自拟益心汤治疗慢性心力衰竭，该方已作为院内协定方广泛应用于临床，疗效显著，孙怡春所带领的团队以该方为基础，开展了市、区级科研项目多项，发表相关学术论文多篇。在强调扶正补虚的同时，也注重五脏相关，病证结合，进行辨病与辨证相结合。如治疗心律失常（心悸）时，以调养本脏（心）之阴阳气血为先，同时兼顾标本虚实及与他脏的相关性；治疗慢性心力衰竭时，提出从肾论治，益气温阳、化瘀利水；治疗动脉粥样硬化性斑块时，强调脾肾两虚而致血脉衰弱，痰瘀互结，共阻脉中是其主要发病机制，应用健脾补肾、化痰通络之法治疗，并开展相关课题研究，发表了相关学术论文等。

2015年成立了上海市基层名老中医专家传承研究工作室。近年来，孙怡春以上海市基层名老中医专家传承研究工作室为载体，以师带徒的传承方式，通过临证实践、教学查房、学术沙龙及授课等方式开展传承工作。上海市基层名老中医专家传承研究工作室的成立，为年轻一代中医人搭建了一个学习—实践—再学习—再实践的平台。

　　上海市基层名老中医专家传承研究工作室主要从以下几个方面开展传承学习工作：①从指导老师擅长治疗的优势病种着手，总结其临床辨证规律；②从独具心验的临证思维入手，开阔思维，提高临证思辨能力；③从独具特色的治疗方法着手，挖掘新的有效的诊疗手段；④从指导老师的经验方着手，辨析总结，掌握中医辨证灵魂，充分发挥中医方药的作用；⑤从指导老师的习惯用药着手，学会融会贯通，灵活辨证与辨病选药；⑥从指导老师教学查房的思辨着手，学习如何将中医基础理论灵活运用于临床，将现代医学与传统医学有机结合，将辨证与辨病密切结合；⑦从基于临床开展相关科研着手，将经验提升为理论认识，开展临床科研，提升中青年人才的科研能力；⑧通过传承学习，形成体现名老中医学术思想和临床经验的中医特色诊疗方案、诊疗技术，将优势病种的诊疗方案在临床及社区推广应用。

　　本书是为更好地整理、总结临床经验及学术思想而编写。全书共分为学术思想、临证思辨、门诊病案、膏方病案及查房实录五部分内容。学术思想部分重点介绍笔者对心血管系统疾病的中西医理论认识及临证思维，尤其是对心血管系统疾病的病因病机认识，独特治疗方法的确立，以及其理论依据；并对各家学说进行了分析总结，从中取其精华。在这部分中包括了经验方剂的运用和常用药物的应用及临床疗效分析等。临证思辨部分是通过对几种心血管系统疾病病因病机、各家学说、理论认识、诊断治疗、临床研究等的论述来反映著者的学术思想，该部分内容均为通过了相关临床观察研究并公开发表过的学术论文。门诊病案是将门诊医案逐一通过随访、观察、分析、总结、整理而成，以供继承人参考学习。膏方病案部分通过列举几个案例的膏方处方，来说明运用膏方调治时，需纵观患者整体状况，兼顾各脏腑虚实、寒热相宜，补中有通、泻中有补、健运与通泻并举，调动与调整机体机能，以达到气血调和、阴平阳秘、脏腑功能健旺的目的。最后部分为查房实录，这部分是对住院患者的教学查房整理，记录了患者的临床表现、病情分析、中西医诊断、治疗方案及治疗过程，包括心衰、眩晕、心悸、胸痹心痛、咳嗽等疾病。

　　本书之编辑出版，目的是希望启迪后学。本书从收集整理素材到付梓，经历了大约两年时间，在此过程中，得到了编委会成员及工作室全体人员的支持，在此表示感谢。如有不妥之处，敬请斧正。

主　编
2018 年 12 月 2 日

从 医 之 路

　　孙怡春，女，1960 年 2 月出生，蒙古族，1978～1983 年就读于辽宁中医学院（现辽宁中医药大学）医疗系，毕业后于丹东市中医院（系三级甲等中医院，全国示范中医院）从事内科临床工作。1990～1991 年于大连医学院附属第一医院心内科进修学习，此后先后参加过中国医科大学、北京协和医科大学及上海医学会等主办的学习班，并开始从事中西医结合心血管内科临床工作。1993 年 10 月聘任为丹东市中医院心内科行政副主任职务，全面负责科室的医疗、护理及行政管理工作，1998 年晋升为副主任医师，并担任中西医结合心内科行政主任职务，2003年晋升为主任医师。其间兼任辽宁中医学院兼职教授，辽宁省中西医结合心脑血管急救委员会委员，丹东市中医药学会内科分会副主任委员，丹东市医学会医疗事故鉴定专家库成员。所在科室设有 CCU 监护病房，与丹东市 120 急救中心共同建立急危重患者的绿色通道，承担了大量的急诊急救工作，取得了良好的社会效益，所在科室多次被评为医院及局级先进科室。个人曾荣获丹东市卫生系统“医德医风先进标兵”、丹东市“三八”红旗手光荣称号，并出任中国共产党丹东市第九次代表大会代表。2004 年受聘于上海曲阳医院，任中医科主任，2006 年 11 月调至上海市长宁区天山中医医院。现任上海市长宁区天山中医医院内科主任，兼任上海中医药大学兼职教授、上海市中医药学会内科分会委员、上海市中医药学会脑病科分会委员、上海市中医药学会膏方分会委员、长宁区医学会医疗事故鉴定专家库成员、长宁区医学会中医学组组长，上海市中医药学会第三届综合医院中医发展研究分会委员。出任中国共产党上海市长宁区第九次、第十次代表大会代表。先后被评为长宁区卫生计生系统“双结对”先进个人、长宁区优秀党员、长宁区优秀党务工作者，2015 年荣获长宁区卫生计生系统“十佳医生”光荣称号，2016 年荣获上海市基层名老中医专家传承研究工作室传承专家。

　　在临床工作中注重知识积累与经验总结，强调中医学的整体观念、气血理论与辨证施治等核心思想，灵活运用中西医理论指导临床实践，尤其对心血管系统疾病的中西医诊治积累了丰富经验，其主要学术思想为“虚为诸病之源”，遵循《黄帝内经》（简称《内经》）"人之生，以气血为本，人之病，未有不伤其气血者"的理论，认为诸病多因虚而发，气与阳的不足是导致疾病发生的主要机制，形成"益气温阳治疗缓慢性心律失常，益气通阳、活血利水治疗慢性心力衰竭"等临证治疗特色。自拟益心汤治疗慢性心力衰竭，已作为院内协定方广泛应用于临床，疗效显著，并以此方为基础，开展市区级科研项目3项，发表相关论文5篇。在扶正补虚的同时，也注重五脏相关，病证结合，辨证施治。如治疗心律失常（心悸）时，以调养本脏（心）之阴阳气血为先，同时兼顾标本虚实及与他脏的相关性；治疗慢性心力衰竭时，从肾论治，益气温阳、化瘀利水；治疗颈动脉粥样硬化斑块时，强调"脾肾两虚而致血脉衰弱，痰瘀互结，共阻脉中"是其主要发病机制，应用健脾补肾、化痰通络之法治疗。

笔者担任上海市长宁区天山中医医院内科主任期间，带领团队坚持抓好医教研工作，使团队整体水平不断提高。在学科建设方面，坚持中西医基础理论学习，加强基本技能训练，积极参与上海市进一步加快中医药事业发展三年行动计划——"传统中医示范中心项目"建设及中医医疗机构综合治疗项目——"基于多学科一体化服务模式中风病中医诊疗单元建设"的工作；推动科室不断发展，科室在原有综合内科的基础上逐步建立了心病、脑病、肺病、脾胃病、肾病及内分泌疾病等专科，为科室未来的进一步发展奠定了基础；除完成本科室的医疗工作外，承担全院其他科室的会诊及突发事件的抢救工作，为医院各学科全面发展起到了保驾护航的作用。所带领的内科团队也先后荣获"长宁区巾帼文明岗"及"上海市巾帼文明岗"荣誉称号。作为上海中医药大学兼职教授，在内科带教过程中，引入辩论式教学，设立符合专业性、可辨性、公平性、丰富性、启发性、指导性的课题辩题，寓思于辨、寓学于辨，培养学生的独立性、发散性思维，提高独立分析、解决问题的能力；在学术团体任职期间参与制定社区中医药预防保健适宜技术规范、培训中医药适宜技术等工作，承担区域内非中医类人员及西学中人员的中医理论与中医技能培训，在学术推广活动中发挥积极作用。始终坚持临床与科研相结合，以身作则，带动科室成员积极申报各级各类科研项目，近5年来科室完成市、区级科研项目9项，发表学术论文21篇。

学术传承方面，笔者毕业踏入临床工作后曾师从辽宁省首届名中医贾淑兰主任学习多年，其间共同完成胁痛合剂治疗急性胆胰炎性疾患的临床观察，并获丹东市"科教兴医"三等奖。2002年参加北京高血压联盟研究所 CREATE 课题研究，因业绩突出，受到北京高血压联盟研究所嘉奖。随着多年学习及临床工作的总结，在治疗心血管系统疾病方面，积累了丰富的临床经验，形成了独特的学术思想及临证诊治特色，并通过教学查房、病例讨论、理论授课、师带徒及组织学术沙龙等方式传授给下级医师，使团队的整体专业技术水平和科研能力得到不断提高，一批批青年医师不断成长。于 2016 年荣获上海市基层名老中医专家传承研究工作室传承专家，成立基层名老中医专家传承研究工作室，吸纳本院及区域内社区卫生服务中心的中青年医师加入，通过工作室的学习带教，将以中医辨证思想为内涵的临床经验、诊疗技术传授给中青年医师，使其成为特色鲜明、医术精湛、扎根基层、服务百姓的基层中医人才。

从医几十年来，笔者勤学不怠，博采众长，不仅潜心钻研中医经典理论，也关注本专业、本领域的学术动态、最新进展，始终笔耕不辍、亲力亲为。笔者心系公益事业，创立"心怡团队"服务品牌，开展心血管疾病的预防、治疗、康复、护理等工作，多次进行义诊咨询、中医适宜技术宣传推广、媒体健康科普讲座，并亲赴云南省红河州石屏县中医院开展医疗扶贫工作，进行教学查房及专题讲座，收到良好反响。"心怡团队"也荣获了 2017 年度长宁区卫生计生系统"医疗服务品牌"优胜奖。

作为一名共产党员，笔者能够时时处处按照党员的标准严格要求自己。做事坚持原则，顾大局，识大体，实事求是，主持公道；对待工作勤勤恳恳，刻苦钻研；对待同事坦诚真挚，团结合作；对待患者热情周到，细致耐心。在平凡的工作中发挥着一名共产党员的表率作用，以实际行动赢得了同事及患者的理解、信任、支持和尊重，一位经笔者治疗多年的患者赋诗赞誉道："孙率团队一枝秀，怡情悬壶舒广袖，春风送暖万姓喜，好事报刊早杨麻。"

目　录

前言
从医之路

医论医话篇

医　案　篇

医论医话篇

第一章 学术思想

第一节 孙怡春临床学术经验浅谈

一、正虚为本，益气补虚为治疗大法

笔者认为疾病多因虚而发，心血管系统疾病同样如此，气血阴阳的不足是导致各种心血管系统疾病发生的主要因素，正如《内经》所述："人之生，以气血为本，人之病，未有不伤其气血者。"

以胸痹为例，胸痹的发生是人体正气不足，阴阳气血亏虚，寒凝、气滞、痰浊、瘀血阻络，导致脉道不利、心脉闭阻而发病。《金匮要略》云："阳微阴弦，即胸痹而痛，所以然者，责其虚极也"，指出本病的主要发病机制为虚。

以心悸为例，其临床上虽有虚实之分，表现为本虚标实，虚实夹杂，但仍以虚证为多。《丹溪心法》指出："怔忡者血虚，怔忡无时，血少者多。"《证治汇补·惊悸怔忡》曰："人之所主者心，心之所养者血，心血一虚，神气失守，神去则舍空，舍空则郁而停痰，痰居心位，此惊悸之所以肇端也。"其说明阴血亏损，心所失养是主要因素，进而痰扰心神，故神不安而志不宁；《素问玄机原病式·火类》指出"水衰火旺而扰火之动也，故心胸躁动，谓之怔忡"，提出了阴虚火旺是导致心悸怔忡的病机；《济生方·惊悸论治》指出："惊悸者，心虚胆怯之所致也……或因事有所惊，或闻巨响，或见异相，登高涉险，惊忤心神，气与涎郁，遂使惊悸。"其指出心虚胆怯所致之心悸。各家学说对病因病机的阐述虽各有侧重，但都指出了心血不足、正气亏虚是心悸的主要发病因素。

以心力衰竭为例，血液在脉道中运行，必须依赖心气的推动，故有"诸血者皆属于心""心主身之血脉"之说。心气不足，则心脏功能减退，无力推动血液运行，血运迟缓，病情发展而势必形成气虚、血瘀、血不养心等症，进一步发展气

虚及阳，心阳亦损，阳衰神散，导致心阳暴脱，而且亦会累及其他脏器而出现心肺气虚、心肾阳虚、心脾两虚的病理转归。故心气虚是心力衰竭的发病基础，气虚血瘀是基本病机，心阳虚是疾病发展的标志，阴虚是常见的兼证，痰饮水停是最终的病理产物。笔者据此理论结合多年临床经验创立"益心汤"，临床治疗心力衰竭疗效颇佳。方中桂枝、炙甘草温通心阳为君；黄芪、党参补益心气为臣；白术、茯苓健脾，泽泻、葶苈子利水，郁金、泽兰、当归化瘀，枳壳、瓜蒌皮宽胸理气共为佐；炙甘草兼调和诸药为使。全方共奏益气温阳、化瘀利水之功。

二、痰瘀为标，善用化痰通络之品

心血管系统疾病在本虚的基础上常表现为痰浊、瘀血阻滞脉络，变生诸症，笔者在临床中善用化痰通络之品，在扶正的基础上祛邪，邪去则正安。

瓜蒌，味甘，性寒，功效清热化痰，理气宽胸，用于胸痹心痛、肺热咳嗽。现代药理研究表明，本药具有抗心肌缺血，改善微循环的作用。

薤白，味辛、苦，性温，功效通阳散结，行气导滞，用于胸痹心痛，泻痢后重。现代药理研究表明，本药具有抑制血小板聚集、降血脂及防治动脉粥样硬化作用。

水蛭，味苦、咸，性平，功效活血破瘀，通经消积。《神农本草经》谓其"主逐恶血、瘀血、月闭，破血癥积聚，利水道"。张锡纯认为本药"破瘀血而不伤新血，主入血分而不损气分"，笔者主要用其来治疗冠心病、心绞痛、血管栓塞性疾病。

全蝎，味辛，性平，功效祛风止痉，通络止痛，攻毒散结。现代药理研究表明，本药具有抗血栓作用，笔者善用全蝎，认为其止痛效果显著，对冠心病、心绞痛者最为适宜。

三七，味甘、微苦，性温，功效止血散瘀，消肿定痛，具有"止血不留瘀、化瘀不伤正"的作用，用来预防和治疗心绞痛、脑梗死、高脂血症等心脑血管疾病。

生蒲黄，味甘，性平，功效化瘀止血，用于治疗各种瘀滞痛症、出血。现代药理研究表明，本药具有改善心肌微循环、降血脂及抗动脉粥样硬化、促进凝血的作用。

三、学贯中西，辨证与辨病相结合

笔者不仅中医功底深厚，对现代医学知识的掌握亦非常纯熟，对医学有着一如既往的学习热情，在临床中不断学习前沿动态，更新知识，与时俱进。临证时对疑难急危重患者，笔者总能凭借丰富的中西医知识，辨证与辨病相结合，明确患者现代医学所属之病及中医学所属之证，急则治其标，缓则治其本，给予患者最适合的治疗。

案1：李某，女，65岁，反复发作胸痛多年，先后行冠状动脉旁路移植术、经皮冠状动脉介入治疗（PCI）术，术后仍反复出现发作性心前区疼痛，呈紧缩感、向肩背部放射，每次发作需含服硝酸甘油片缓解，伴乏力、自汗、畏寒肢冷、大便秘结、焦虑心烦、夜眠欠佳。舌淡、苔薄、脉细无力。笔者诊查后认为患者冠心病、心绞痛诊断明确，在PCI术及规范的药物治疗后仍有频繁的心绞痛发作，很可能同时存在冠状动脉微血管病变，在现代医学干预的同时，应积极配合中医药治疗。本病病位在心，但与肝密切相关。首先肝主疏泄，通调人体一身之气机而藏血，气血流通，则血脉充盈，心有所主，《血证论》说："以肝属木，木气冲和条达，不致遏郁，则血脉通畅。"临床上常见肝失疏泄导致心主血脉功能失常，产生心绞痛、心肌梗死等心血管病变。其次心藏神，肝藏魂，人体正常的情志活动有赖于气血的运行，亦与肝脏关系密切。现代研究表明精神因素是冠心病微血管疾病、心绞痛发生发展的主要诱因。本案中医诊断为胸痹心痛，证属肝郁肾虚，络脉瘀阻，予疏肝温肾、活血通络治疗后患者胸痛症状明显减轻，发作减少，情志条达。

案2：曹某，女，68岁，因"头晕1周伴黑矇1次"入院。既往有高血压病史，2008年起因血压平稳，已停用药物，有慢性支气管炎病史。否认脑梗死、冠心病、心律失常、贫血等疾病史。入院体格检查：体温36.5℃，血压100/65mmHg，呼吸20次/分，两肺呼吸音粗，未闻及干、湿啰音。心率80次/分，律齐，各瓣膜区未及病理性杂音。四肢肌力、肌张力正常，生理反射存在，病理反射未引出。入院后查血常规、肝肾功能、心肌酶谱、心肌梗死标志物、血脂、血糖均正常，脑钠肽（BNP）1073ng/L（正常参考值0～300ng/L）。D-二聚体阳性。心电图示窦性心律，T波异常。入院后予以扩张脑血管、活血化瘀等治疗。

入院第2天（2016年7月28日）凌晨3时患者如厕后出现头晕，伴心慌汗出，站立不稳。血压65/40mmHg，神清，气稍促，对答切题，大汗淋漓，面色苍白，双侧瞳孔等大等圆，对光反射存在。心率102次/分，律齐。四肢肌力、肌张力正常，生理反射存在，病理反射未引出。急查末梢血糖6.9mmol/L，外周氧监测90%，心电图示：①窦性心律；②房性期前收缩；③完全性右束支传导阻滞；④V_3～V_6导联ST-T改变；⑤Ⅱ、Ⅲ、aVF导联异常Q波，心肌酶谱、心肌梗死标志物均正常，较入院无动态变化。予心电监护、生脉注射液益气养阴治疗，生命体征渐平稳。7月28日上午9点复查18导联心电图示：①窦性心律；②V_3～V_6导联T波改变；③电轴右偏；④Ⅲ、aVF导联异常Q波，完全性右束支传导阻滞消失。血气分析提示低氧血症。笔者诊查患者后认为，发病时有"头晕、血压偏低"的症状、体征，心电图出现一过性完全性右束支传导阻滞及ST-T改变，实验室检查提示 D-二聚体阳性，血气分析提示低氧血症，综合考虑急性肺动脉栓塞可能性非常大，立即将患者转诊至上级医院行肺动脉造影提示双侧肺动脉干、两肺上下叶肺动脉及分支广泛栓塞，经低分子肝素、华法林抗凝治疗后病情稳定。正是笔者具有扎实的临床功底，敏锐地捕捉到心电图的动态演变，才使患者得以及时确诊，及时抢救治疗。

四、手段灵活，内服与外治并举

笔者在治疗疾病时灵活运用各种手段，除常规中西药物内服外，善于应用膏方对稳定期的慢性疾病患者、体质偏颇人群进行调理与治疗。在运用膏方治疗疾病时，坚持以中医理论为指导，以临床资料为依据，辨证论治层次清楚，选药精当，疗效显著。其膏方的方药特点如下。

（一）以调整阴阳为大法

笔者认为人体健康与否，取决于阴阳是否调和，阴阳失调是疾病产生的根本，治疗应达到"以平为期"的目的。

（二）扶正祛邪

虽然慢性疾病主要以虚为多，但在疾病发展过程中，常常因虚致实或虚中夹实，治疗应采用扶正祛邪，标本兼顾，使邪祛正安，正盛邪祛，不可拘泥膏方仅为大补。

（三）调气血、安脏腑

脏腑与气血是人体生命活动的根本，服用膏方是为了达到气血调和、脏腑功能健旺的目的，正如清代王清任所云"治病不明脏腑，何异于盲子夜行"。笔者在膏方辨证时，首先是辨明病变在何脏腑，病理变化属何种性质，根据病变脏腑的生理病理特点，用药或补，或泻，或温，或凉，或化瘀，或祛痰，以期阴平阳秘，邪祛正安。

（四）动静结合，寒温并伍

升降出入是人体脏腑气血生理活动的基本表现，五脏各有其气，笔者在处方用药时，根据各脏腑的生理特性及药物的四性五味，采用动静结合，寒温并伍，使膏方补而不壅滞，动而不耗正，寒热不偏，疗疾纠偏。

笔者同时善用中医外治法则治疗各种心血管系统疾病，使药物经体表经络或腧穴等途径吸收而达到治病目的。

（一）热奄包

笔者自创中药热奄包，运用具有温经散寒、活血通络作用的中药作用于心俞、肺俞等腧穴，通过盐包加热后透皮吸收以达到温经散寒、通络止痛的目的，临床用于虚寒及血瘀所致的胸闷、胸痛效果较好。

（二）中药外敷

将芒硝装入布袋，置于水肿部位，取其软坚消肿的作用，缓解体循环淤血引起的下肢水肿。

（三）穴位按摩

根据经络理论及中医辨证，对于心血管系统疾病的不同证型，选取不同穴位，对患者进行传授，通过开展自我保健按摩，以达到疏通经络、调整脏腑气血的目的。如气虚选择气海、内关，阳虚选择关元、涌泉，阴虚选择三阴交，痰湿选择丰隆，血瘀选择血海等。

笔者始终致力于心血管系统疾病的中西医结合治疗，形成了自己独特的学术思想和诊疗方法，临床疗效显著，值得吾辈在实践中不断学习、继承、发展。

第二节　孙怡春治疗心血管系统疾病经验方运用浅析

笔者从事内科临床工作 30 余年，对中医治疗内科常见疾病有颇多造诣，尤擅长中西医结合治疗慢性心功能不全、心律失常、冠心病、心绞痛、颈动脉斑块、病毒性心肌炎等心血管系统疾病，临床上采取标本兼顾、辨证与辨病相结合的方法，既谨守病机、辨证施治，又结合现代医学的研究成果，融入对因治疗，在不断的临床实践中总结出了诸多疗效确切的经验方。

一、宽胸活络方

组成：全瓜蒌 15g，薤白 15g，枳壳 9g，郁金 15g，丹参 15g，当归 15g，赤芍 15g，桃仁 9g，川芎 9g，柴胡 9g，生甘草 9g。

功效：化痰散结，活血通络。

主治：痰瘀互结之胸痹心痛（冠心病、心绞痛）。

方解：笔者认为胸痹心痛是因人体正气不足，阴阳气血亏虚，寒凝、气滞、痰浊、瘀血阻络，导致脉道不利、心脉闭阻而发病。宽胸活络方谨守"阳微阴弦"之病机，方中全瓜蒌、薤白宽胸祛寒以散结为君药；枳壳、郁金理气通络，丹参、川芎、当归、赤芍、桃仁活血散瘀以止痛，皆为臣药；柴胡疏肝理气为佐药；甘草调和诸药为使药。全方共奏化痰活血、调理气机、推陈出新之功。本方为笔者治疗胸痹心痛的基本方，常加黄芪、党参以益气，阳虚明显加桂枝、附子，血瘀明显加全蝎、三七、生蒲黄，痰饮内停加茯苓、半夏。

二、益心汤

组成：桂枝 12g，炙甘草 9g，党参 15g，黄芪 30g，南葶苈子 30g，郁金 15g，当归 15g，茯苓 15g，枳壳 9g，泽泻 15g，泽兰 15g。

功效：益气温阳，化瘀利水。

主治：阳气虚衰、水饮内停、瘀血阻络之心衰（慢性充血性心力衰竭）。

方解：益心汤为笔者治疗慢性心力衰竭的代表方，是根据多年临床经验总结而创立的，目前已作为院内协定处方在临床上广泛应用。笔者认为，心气虚是心力衰竭的发病基础，气虚血瘀是基本病机，心阳虚是疾病发展的标志，络瘀水停是最终的病理产物。故在治疗上应标本兼顾，采取扶正祛邪之法则。方中桂枝、炙甘草温通心阳为君药；黄芪、党参补益心气为臣药；茯苓健脾补气，泽泻、泽兰、南葶苈子泻肺利水，郁金、当归活血通络，枳壳宽胸理气共为佐药；炙甘草兼调和诸药为使药。临证时如阳虚水停严重，表现为喘促气短，畏寒肢冷，小便短少，下肢浮肿，可加用附子、猪苓。《景岳全书》云："五脏之伤，穷必及肾。"肾之元阳不足，不能鼓舞五脏之阳，致心阳不振，胸阳不展，失其温煦推动作用，从气虚至阳虚，至血瘀，直至水饮的形成，终而发病。故益心汤以补益心肾、温通心阳、化瘀利水之法贯穿于心力衰竭治疗的始终。

三、养心安神方

组成：熟地黄 15g，当归 15g，川芎 9g，白芍 15g，茯神 15g，合欢皮 15g，郁金 15g，龙骨 30g，牡蛎 30g，甘草 9g，酸枣仁 15g。

功效：补血养心，安神定悸。

主治：心血不足之心悸（心律失常）。

方解：笔者认为，临床上心悸虽有虚实之分，表现为本虚标实，虚实错杂，但仍以虚证为多。《丹溪心法·惊悸怔忡》云："人之所主者心，心之所养者血，心血一虚，神气不守，此惊悸之所肇端也。"故治疗重用补血养心之品，拟养心安神方治疗心悸。方中熟地黄、当归、川芎、白芍为四物汤，补血、活血以养心为君药；茯神、合欢皮养心安神为臣药；郁金为血中之气药，行气活血以祛瘀，龙骨、牡蛎镇静安神共为佐药，甘草调和诸药为使药。若夜寐不安，可加酸枣仁、夜交藤以安神，因心悸以心神不宁为其病理特点，故在补气补血养心治则之中，酌情配入宁心安神之法，以获得更好的疗效。

四、湿阻方

组成：党参 15g，白术 30g，苍术 9g，茯苓 15g，豆蔻仁 6g，薏苡仁 30g，苦杏仁 9g，泽泻 15g，陈皮 9g，佩兰 15g，荷叶 15g，生山楂 15g，绞股蓝 15g。

功效：健脾化湿。

主治：脾虚痰湿内蕴之湿阻（高脂血症）。

方解：笔者认为高脂血症是"内湿"的一种病理表现，其病机可分为脾失运化、肝失疏泄、肾虚脉衰致痰浊闭阻。古代医家也有"脂膏来源于津液"一说，《灵枢·五癃津液别》指出："五谷之津液和而为膏者，内渗于骨空，补益脑髓，而下流于阴股。"故笔者拟湿阻方治疗"脂浊"，方中以党参、白术、苍术、茯苓益气健脾化湿为君；苦杏仁、豆蔻仁、薏苡仁通治上中下三焦弥漫之湿为臣；配以泽泻利水渗湿，佩兰、陈皮燥湿健脾，生山楂、荷叶、绞股蓝清热化痰为佐使药。全方从脾论治，共奏健脾化痰、清热祛湿之功效，药证合一，故见佳效。

五、消斑通脉方

组成：黄芪 30g，水蛭 3g，三棱 15g，莪术 15g，生山楂 9g，赤芍 9g，荷叶 15g，绞股蓝 15g，泽泻 15g，茯苓 15g。

功效：益气健脾，化痰通络。

主治：脾虚痰瘀之脉积（动脉粥样硬化斑块）。

方解：笔者认为动脉粥样硬化斑块属于中医学"脉积"的范畴，是一种本虚标实的疾病，并将其病机概括为"脾气亏虚而致血脉衰弱，痰瘀互结，共阻脉中"，故在治疗上应当标本兼顾，内强脏腑，外化痰瘀。笔者自拟消斑通脉方，方中黄芪健脾益气为君药，以运化水谷，使水液代谢失调得以改善，浊毒之源自绝；水蛭、三棱、莪术、山楂、赤芍行气祛瘀、活血散积共为臣药；荷叶、绞股蓝清热化湿，茯苓、泽泻健脾利水祛浊共为佐使药；诸药相合，共奏补气健脾、祛浊破瘀功效。

六、口腔溃疡方

组成：黄芪 30g，黄精 30g，地骨皮 30g，红景天 15g，当归 9g，穿山甲 3g，赤芍 15g，生甘草 9g。

功效：益气养阴，祛瘀敛疮。

主治：气阴两虚兼血瘀之口糜（口腔溃疡）。

方解：《齐氏医案·口疮》曰："口疮上焦实热，中焦虚寒，下焦阴火，各经传变所致……"医家普遍认为，口疮一病，多由火热所致。笔者认为，复发性口腔溃疡多为口疮日久，瘀血内停，脉络不畅，气血亏耗，疮疡难敛，腐肉不去，新肉难生。故以益气养阴、祛瘀敛疮为大法，自拟口腔溃疡方，方中重用黄芪补气固表、托疮生肌，黄精养阴润肺、补脾益气，地骨皮滋阴凉血、清热解毒，共为君药。红景天、当归益气活血止痛，赤芍清热凉血祛瘀共为臣药。穿山甲活血通经、消肿排脓为佐药。甘草清热解毒兼调和为使药。《本草从新》有云："穿山甲善窜，专能行散，通经络，达病所。"其可使痈肿未成脓者消退，已成脓者速溃，故与黄芪共用，一通一补，气血兼顾，从而达到使溃疡愈合的目的。

七、自汗方

组成：黄芪 30g，防风 15g，白术 15g，煅龙骨 30g，煅牡蛎 30g，桂枝 12g，白芍 30g，五味子 15g，糯稻根 18g，浮小麦 30g，生甘草 9g，当归 15g，丹参 15g。

功效：益气固表敛汗。

主治：表虚自汗。

方解：《明医指掌·自汗盗汗心汗证》有言："夫自汗者，朝夕汗自出也。"清代叶天士在《临证指南医案》中谓："阳虚自汗，治宜补气以卫外；阴虚盗汗，治当补阴以营内。"但对于病情缠绵者笔者认为反复汗出影响营血的生成与运行而成瘀，故常佐以养血活血之品，正如《医林改错·血府逐瘀汤所治症目》所说："竟有用补气、固表、滋阴、降火，服之不效，而反加重者，不知血瘀令人自汗、盗汗，用血府逐瘀汤。"自汗方以玉屏风散合牡蛎散为基础，益气固表、敛阴止汗为治则；加五味子生津敛汗；佐以桂枝、白芍调和营卫，促进周身气血的运行；当归、丹参养血活血，促进气血生成与运行，为营卫之气的运行提供物质来源。方中药物多入心、肺二经，性收敛，能行于肌表调和营卫，护卫固腠理而有固表止汗之功。

八、盗汗方

组成：熟地黄 15g，山药 15g，山茱萸 15g，牡丹皮 15g，茯苓 15g，泽泻 15g，女贞子 15g，墨旱莲 15g，知母 15g，黄柏 15g，煅龙骨 30g，煅牡蛎 30g，五味子 15g，白芍 15g。

功效：滋阴清热、补肾填精。

主治：阴虚盗汗。

方解：盗汗亦称寝汗，为寐中汗出，醒来自止者。笔者云，盗汗者多为素体阴虚，耗气损精，营阴不固，阴不敛阳，龙雷之火上窜，热迫津液外泄。故盗汗方以知柏地黄丸滋阴降火、补肾填精为基础，加女贞子、墨旱莲，辅助滋阴补肾之功效，煅龙骨、煅牡蛎镇静安神敛汗，白芍、五味子敛阴止汗，此皆因汗为心之液，心虚而汗出，故以滋阴潜阳、镇静安神之剂，而收敛汗之功，方证对应，收效则速达。

第三节　孙怡春以温阳益气法为主治疗冠心病的经验探析

冠心病多发于中老年人，亦是致死致残率较高的疾病之一。其病理机制为冠状动脉粥样硬化，造成管腔狭窄甚或堵塞，使心肌缺血缺氧，甚至发生心肌坏死而产生一系列严重的临床表现。在中医学中多属"胸痹心痛""心悸"等范畴，其病机以气虚阳微，阴寒内盛，本虚标实为主，临床以胸闷气短，心痛心悸为多见。笔者在临床中以温阳益气法为主，兼以活血化瘀、辛温散寒、化痰利水、宽胸理气、补肾滋阴等治疗冠心病，获效满意，现总结如下。

一、病因病机认识

胸痹心痛的病因多与饮食不当、情志失调、寒邪内侵等密切相关。历代医家对胸痹心痛病因病机的认识各有所不同。《灵枢·本藏》认为痰饮阻痹胸中是胸痹心痛的主要病机，如"肺大则多饮，善病胸痹"。明代虞抟提出"污血冲心"，是指与瘀血有关。《素问·刺热》云："心热病者，先不乐，数日乃热，热争则卒心痛，烦闷善呕，头痛面赤，无汗，壬癸甚，丙丁大汗，气逆则壬癸死。"其认为本病主要与情志因素、四时寒热、气血逆乱瘀阻有关。东汉张仲景在《金匮要略》中专篇论述了胸痹心痛，且把病机归纳为"阳微阴弦"，即上焦阳气不足，下焦阴寒气盛。笔者精研历代医家的学术观点，结合临床实际认为冠心病多发于中老年人，为机体脏腑功能失调，脾胃运化功能减弱，肾虚脉衰，加之饮食肥甘，气机失畅，痰浊内生，留滞于血脉，日久痰瘀交结所致。病机为本虚标实，本虚主要为心肾阳气虚衰，标实在于寒凝、气滞、痰浊、瘀血等诸邪阻滞经络，气血运行不畅，心失所养而发胸痹心痛。心气与心阳属性同，均有温煦与推动作用，而心之气阳不足不仅可致虚寒内生，痰浊瘀血等乘虚而入，也标志着心主血脉的功能低下，故阳气的虚实与宣闭在胸痹心痛的发病中起着重要作用，因此，温阳法为治疗胸痹心痛之基本大法。

二、临床运用

（一）温阳益气、活血化瘀

温阳益气、活血化瘀适用于阳气虚衰，鼓动无力，血脉失于温运，血行瘀滞，痹阻心脉所致胸痹心痛。症见心胸疼痛，如刺如绞，痛有定处，入夜尤甚，畏寒，唇甲紫暗，舌暗，脉沉细涩。药用如附子、肉桂、丹参、川芎、桃仁、红花、赤芍等。温阳同时佐以活血化瘀，即温阳活血法。温阳活血法是笔者临床上治疗冠心病应用最多的一种方法。叶天士云："若夫胸痹，则但因胸中阳虚不运，久而成痹"，又指出："痛久入血络则胸痹引痛"。《内经》言："寒则泣不能流，温则消而去之。"大抵血气喜温而恶寒，所以活血化瘀法常寓于温阳法之中。

（二）温阳益气、散寒通经

温阳益气、散寒通经适用于阳气亏虚，阴寒凝滞，血脉痹阻，心阳不振所致胸痹心痛。症见心痛彻背，多因气候骤冷或骤感风寒而发病或加重，常伴形寒，手足不温，冷汗自出。笔者每遇此类患者，常予桂枝、细辛温散寒邪，通阳止痛；薤白、瓜蒌化痰通阳，行气止痛，当归、芍药养血缓急以止痛。若遇阴寒极盛之胸痹心痛重症，则予附子、巴戟天等温补肾阳之品。取《金匮要略》"心痛彻背，背痛彻心，乌头赤石脂丸主之"之意，虽药用有异，用意相同。体现了温补心肾之阳为要，寓温通于补，以温补为通的治疗特点。寒邪容易侵袭阳虚之人，同时耗伤阳气，而阳虚又易感受外寒，产生阴寒之邪，导致阴寒凝滞心脉而发胸痹心痛。笔者亦常以芳香药配合温阳补气之品，以取芳香温通、助阳散寒之功。

（三）温阳益气、化痰利水

温阳益气、化痰利水适用于胸阳失展，痰浊盘踞，阳虚水泛，气机痹阻，脉络阻滞证。症见胸闷重而心痛微，痰多气短，肢体沉重，下肢水肿。伴有倦怠乏力、食欲不振，腹胀便溏，舌淡苔白腻，脉滑。笔者自拟益心汤（经验方）一方即是针对此型病证而设。药物组成为桂枝、炙甘草、党参、黄芪、白术、南葶苈子、郁金、当归、茯苓、枳壳、泽泻、泽兰。全方以补益心气、温通心阳为大法，兼以泻肺利水，宽胸活络。痰浊阻滞明显者可酌加全瓜蒌、石菖蒲等，肢体水肿明显者加猪苓，阳虚明显酌加附子、淫羊藿、巴戟天等，寓意在温阳的同时，健运脾胃，运化水湿；在祛痰的同时，应用健脾益气法以消生痰之源，痰化气行，则血亦行。

（四）温阳益气、宽胸理气

温阳益气、宽胸理气适用于气机郁滞，心脉不畅所致胸痹心痛。症见心胸满闷，隐痛阵发，时欲太息，或兼有脘腹胀闷，得嗳气或矢气则舒，苔薄，脉细弦。多因情志失调而诱发，《杂病源流犀烛·心病源流》曰："总之七情之由作心痛，七情失调可致气血耗逆，心脉失畅，痹阻不通而发心痛。"对于气滞心胸之胸痹心痛，笔者多用宽胸活络方（经验方）加减治疗。宽胸活络方以瓜蒌、薤白宽胸祛寒以散结气，枳壳、郁金理气活络以祛瘀止痛，丹参、川芎、当归、赤芍活血散瘀以止痛，多获良效。

（五）温阳益气、补肾滋阴

胸痹心痛虽以阳虚为本，然阴阳互根互用，阳虚日久也必损及于阴，胸痹心痛患者亦可见气阴两虚，心神失调证。症见心胸隐痛，心悸心烦，乏力，夜寐多梦，盗汗，舌淡红少苔，脉细微数。笔者临床中治疗冠心病特别重视补肾。胸痹心痛属本虚标实之病证，本虚指脏腑气血阴阳亏虚，然脏腑亏虚，其本在肾。肾为先天之本，水火之宅，内藏真阴，心血依赖肾精而化生，肾又内寄元阳，为一身阳气之源。肾阳旺盛，则心阳振奋，鼓动有力，血行通畅。笔者多用桂枝、淫羊藿、仙茅、补骨脂等温肾阳，女贞子、墨旱莲、当归、熟地黄、白芍滋肾阴，辅以茯神、合欢皮、酸枣仁养心以安神，龙骨、牡蛎镇静以安神。血旺气行，胸痹心痛自除。因此在临证治疗中，应重视温阳填精，培元固本，在胸痹心痛缓解期的治疗中尤为重要。

三、总结

　　阳气温煦，为生发之基，一切功能活动的维持均依赖阳气的生发和推动，正如《素问·生气通天论》所云："阳气者若天与日，失其所则折寿而不彰，故天运当以日光明。"《素问·六节藏象论》云："心者，生之本，神之变也，其华在面，其充在血脉，为阳中之太阳，通于夏气。"心在五行为火，居上焦，心阳与心气为心脏功能气力之源泉。心脏阳气充盛，则"主血脉"功能旺盛，随着年龄增大，心之阳气逐渐虚衰，气血运行失畅，正如《灵枢·天年》所云："六十岁，心气始衰，苦忧悲，血气懈惰，故好卧。"此时遇情志过激或过度劳累，或饮食不节等诱因，易形成心血管系统疾病。究其机制，多属本虚标实，本虚为阳气虚衰，标实为寒凝、痰阻、瘀血、水停等，然病机关键在于阳气虚衰，因其病机演变常常是因虚致实，故老年心血管系统疾病的根本治则为温阳，以温阳法为主进行救治，非但符合古训，更是切中病机。具体运用温阳法时还须以辨证论治为指导，根据本虚标实的具体情况，佐以活血化瘀，或辛温散寒，或化痰利水，或宽胸理气，或补肾滋阴等不同方法。还应注意的是，冠心病的病机主乎阳虚，然阴阳互根，阳损及阴，临床也可见因治疗不当，一味温补而使痰浊化热，阴津耗伤等导致阴阳两虚等变证，故临证时欲补阳气，亦需阴中求阳，使阳得阴而生发无穷，临证用药时合理遣方布阵，平衡阴阳，才能提高疗效。

第四节　孙怡春治疗心悸（心律失常）经验

一、心悸概述

　　心悸是指患者自觉心中悸动，惊惕不安，甚至不能自主的一种病症。按病情轻重，临床又有惊悸、怔忡之分。有惊而悸，病情轻者为惊悸。无惊而悸，或久病，或病重者为怔忡。心悸发作时常伴有胸闷气短，甚则眩晕、喘促、晕厥，脉象或数、或迟，又或如雀啄。心悸见于各种器质性心血管病变引起的心脏激动起源异常、心搏频率异常、节律异常及冲动传导异常等任何一项异常，也可见于无器质性心脏病或其他疾病，可分为快速性心律失常和缓慢性心律失常，临床以心悸症状为突出表现的均归属于心悸病症范畴。在心血管系统疾病中，心律失常是危急重症之一，其危害在于不但可以加重原有的心脏疾病，而且还可导致患者猝死，严重危害人类健康。

二、病因病机

关于心悸的病因病机，隋代巢元方在《诸病源候论·风惊悸候》中指出："风惊悸者，由体虚，心气不足，心之府为风邪所乘，或恐惧忧迫，令心气虚，亦受于风邪，风邪搏于心，则惊不自安，惊不已，则悸动不定。"《济生方·惊悸》中谓："夫惊悸者，心虚胆怯之所致也。"成无己在《伤寒明理论·悸》中将"心悸之由"概括为气虚与饮停："心悸之由，不越两种，一者气虚也，二者停饮也。其停饮者，由水停心下，心为火而恶水，水既内停，心不自安，则为悸也。"《丹溪心法》认为其发病责之虚与痰。王清任指出血瘀可致心悸，《医林改错·血府逐瘀汤所治症目》谓："心跳、心悸，用归脾安神等方不效，用此法百发百中。"虽然历代医家对于心悸的认识不尽相同，但是总的可概括为因外感、七情、体虚、饮食或他病传变导致气血阴阳的不足或失调，以及各种病理产物阻于局部，致使心失所养，心脉不畅。本病可分虚实两端，虚者不外气血阴阳亏损，实者多为痰饮瘀血、心火炽盛，且虚实之间又可兼夹错杂。笔者悉心研习岐黄之道 30 余载，立足于中医经典，结合多年临床经验，总结出心悸的发病特点为"因虚而发"，责之气血阴阳不足。心悸的主病位在心，兼病位与肺、肾、肝、脾和六腑皆可能有关，但心居胸中，属火，为阳中之阳，血脉运行全赖心中阳气的流动。《素问·平人气象论》云："心脏，血脉之气也。"如心气不足，鼓动失常，心动乏力则悸，故笔者"溯本求源"，认为心之气血阴阳失调，心神失养则悸，此属心脏本虚之证。再者《内经》谓"心藏神"，神以心为舍，即以心中之气血为保护，当心中气血亏损，失其保护之职，心中神明遂觉不能自主而心悸之疾作焉。《素问·五藏生成》曰："诸血者，皆属于心。"血为气之母，心血亏虚，血不养神，动而为悸，故心血亏虚是心悸发生的关键所在。《丹溪心法·惊悸怔忡》云："人之所主者心，心之所养者血，心血一虚，神气不守，此惊悸之所肇端也。"有虚则必有瘀，笔者认为瘀血是心悸发病的重要病理环节，气虚者，不能生血、行血，则血液生化无源而有血虚血瘀，因此，活血化瘀在整个治疗中需贯穿始终。

三、辨证论治

心悸发病有虚实之分，表现为本虚标实，虚实夹杂，但仍以虚证为多，尤以心血亏虚为主。因此，在治疗上笔者认为，治病求本，标本兼治，病症结合，重在扶正补虚，起到"正气存内，邪不可干"的目的。治宜补益心血、养心安神。笔者自拟养心安神方（当归 15g，熟地黄 15g，川芎 12g，白芍 15g，茯神 15g，酸枣仁 15g，合欢皮 15g，龙骨 30g，牡蛎 30g，甘草 9g）。养心安神方中以四物汤补血养血。四物汤，原出自唐代蔺道人《仙授理伤续断秘方》，主治跌打损伤、肠肚中瘀血，认为凡是重伤、肠内有瘀血者都可用该方；清代张秉成认为其他补血方都是从四物汤演化而来，是中医补血养血的经典方剂。从配伍上而言，方中熟地黄为君，甘温滋腻，补血滋阴；当归，味辛性温，主入血分，可补血行血，为臣药；川芎，辛温走窜，可活血行气，祛瘀止痛，为佐药；白芍，味酸性寒，可养血调经，柔肝止痛，敛阴止汗，为佐药。其中熟地黄、芍药是"血中血药"，以补血为主，当归、川芎是"血中气药"，有活血作用，全方既补血，也能活血，可使补而不滞，营血调和。《本草汇言》曰："酸枣仁，均补五藏，如心气不足，惊悸怔忡，神明失守。"《神农本草经》曰："合欢，味甘平。主安五脏，利心志，令人欢乐无忧。"茯神、酸枣仁、合欢皮同归心、肝经，养肝血，安心神，使血不虚。肝藏血，血舍魂，心藏神，血养心，三药合用，宁心安神，平衡心神。龙骨，味甘涩性平，归心、肝、肾经，牡蛎，味咸性微寒，归肝、胆、肾经，两者重镇安神，可收敛浮越之阳气。其中龙骨又可逐湿敛气，安神止汗；牡蛎则解毒安神，镇惊清心，对失眠多梦、易受惊者效果更佳。

四、辨病论治

笔者在临床诊治中强调辨病与辨证相结合，中医与西医综合思辨。经过辨病，明确疾病的诊断，有的放矢。从辨病到辨证，以现代医学的诊断为原点，纵观人体气血阴阳、五脏六腑、形体官窍等变化，体现了中医的整体观思想，强调人体本身是一个统一的整体，使治疗原则、理法方药结合得更加紧密，进而提高临床疗效。快速型心律失常，多为痰、火、瘀互结。夹火者，加用黄连、淡竹叶清心泻火；夹痰者，加用瓜蒌、胆南星、贝母清热化痰；夹瘀者，加用丹参、丹皮、三七活血化瘀。缓慢型心律失常，多为心肾阳虚，多加桂枝、炙甘草温通心阳，附子、肉桂温补肾阳。甲状腺功能亢进者多属气阴两虚，治疗上予生脉散加减，并加用浙贝母、山慈菇、玄参等以化痰软坚散结。

五、验案举例

姚某，女，70岁。2017年3月29日因"反复心慌2年，加重1周"就诊。既往有频发室性期前收缩病史，长期服用普罗帕酮、索他洛尔片。初诊时患者神疲乏力，心慌头晕，动则尤甚，胃纳欠馨，大便干结，夜寐不佳。体格检查：血压100/60mmHg。口唇无发绀，颈静脉无充盈，两肺呼吸音粗，未及干、湿啰音。心率84次/分，律不齐，1分钟可及4～6个期前收缩。双下肢无浮肿。少神，面色少华，形体消瘦，舌淡，苔薄，脉细。心电图示窦性心律，频发室性期前收缩。

笔者经诊中医诊断为心悸，辨证为心血不足。西医诊断为心律失常（室性期前收缩）。治予补益气血、养心安神，以养心安神方加减，共 14 剂。以四物汤补血养血，取赤芍而代白芍，取其祛瘀生新之意。加黄芪 15g 补气以补血；加葶苈子 30g，现代药理研究表明该药具有类洋地黄的强心作用，抗快速心律失常；加郁金 15g 活血行气；加远志 9g、琥珀粉 2g 镇静安神。

4 月 12 日二诊，患者精神、胃纳好转，心慌发作次数减少，睡眠改善，大便欠畅，时有腹胀。体格检查：心率 80 次/分，律不齐，1 分钟可及 3～5 个期前收缩。舌淡，苔薄，脉细。笔者经诊后将上方去琥珀粉，加香附 9g、陈皮 9g 以理气消胀通便，共 14 剂。

4 月 24 日三诊，患者诉 2 周内心慌发作仅有 2 次，大便通畅，夜寐转佳。体格检查：心率 74 次/分，律齐。舌淡，苔薄，脉细。动态心电图示窦性心律，最慢心率 69 次/分，最快心率 104 次/分，单个房性期前收缩 16 次，单个室性期前收缩 340 次，未见 ST-T 改变。嘱停用普罗帕酮及索他洛尔。原方去朱茯神，共 14 剂。

5 月 10 日四诊、5 月 24 日五诊，患者停用抗心律失常药后心悸无加重，无明显其他不适主诉，故效不更方，原方续服 1 个月。

6 月 7 日六诊，患者无心悸，便干。舌红，苔薄白，脉细。体格检查：心率 75 次/分，律齐。复查动态心电图示窦性心律，平均心率 72 次/分，最慢心率 55 次/分，最快心率 104 次/分，房性期前收缩 37 个，单个房性期前收缩 33 个，2 阵成对房性期前收缩；室性期前收缩 189 个，呈多源性，单个室性期前收缩 184 个，1 阵成对室性期前收缩，1 阵室性三联律，间歇性 T 波低平。加用琥珀酸美托洛尔缓释片 23.75mg，每日 1 次，口服。原方加火麻仁 15g 润肠通便，共 14 剂。患者定期复诊至今，无明显心悸发作，症情平稳，中药随证加减。

第五节　孙怡春治疗动脉粥样硬化斑块临证思路撷要

随着我国心脑血管疾病的发病率逐年增高，作为心脑血管发病重要因素的动脉粥样硬化斑块越来越受到国内外专业人士的重视。笔者对中医药防治动脉粥样硬化斑块有着丰富的临床经验。

一、病因病机探讨

　　动脉粥样硬化斑块是一种慢性炎症反应，为动脉壁变厚，逐渐失去弹性，内膜下脂质沉积，并出现平滑肌细胞和纤维基质成分的增殖，逐步发展形成。动脉粥样硬化斑块在中医经典文献中无相关论述，但结合其成因与病理特点，属于中医"血瘀证""痰证"等范畴。"痰"往往是因脏腑功能失调，气化不利，水液代谢障碍，水液停聚所成；"瘀"的形成则责之于血液停积。"痰""瘀"停滞，有形可见，固定不移，与中医学"积聚"之"积证"病机相同。有医家将颈动脉粥样硬化斑块命名为"人迎脉积"。笔者同样认可"脉积"之名，认为动脉粥样硬化斑块是一种本虚标实的疾病，并将其中医病机概括为"脾肾两虚而致血脉衰弱，痰瘀互结共阻脉中"。《景岳全书·杂证谟·痰饮》指出："盖痰涎之化，本由水谷，脾强胃健，则随食随化，皆成血气，焉得留而为痰。惟其不能尽化，而十留一、二，则一、二为痰矣；十留三、四，则三、四为痰矣；甚至留其七八，则但见血气日削，而痰涎日多矣。此其故，正以元气不能运化，愈虚则痰愈盛也。"可见脾健则无生痰之源。而清代沈明宗在《金匮要略编注》中说："五脏六腑之血，全赖脾气统摄。"脾气亏虚无力行血摄血，血行不畅或血失统摄而溢脉外均可凝滞形成瘀血的状态。此外肾能藏精生髓，髓通于脑，年老肾亏，精髓渐空，则精不化血，血少则血脉不充，兼之肾气虚无力推动，血行迟缓致络脉失养，渐而发生动脉粥样硬化斑块。

二、治疗思路

　　在治疗上，笔者认为动脉粥样硬化是全身性疾病，动脉粥样硬化斑块不仅存在于颈动脉、上下肢动脉，同样存在于冠状动脉、脑动脉等关键位置。故而在动脉粥样硬化斑块的治疗中，中医治疗的整体观便显得尤为重要。针对其病因病机，笔者认为动脉粥样硬化斑块的治疗当标本兼顾，外化痰瘀，内强脏腑。

（一）补中脏，健脾补肾，正本澄源

　　笔者在临床治疗动脉粥样硬化斑块时，强调将健脾益气、补肾填髓之法贯穿始终。脾主运化水液、统血摄血，为全身气机之枢纽，维护脾的正常生理功能才能更好地配合理气化痰、活血化瘀，使"气顺则一身之津液亦随气而顺""气行则血行"，脾强则绝生痰、成瘀之源。中医学认为肾为先天之本，素有"百病生于肾"之说。肾气充沛，蒸腾气化水液，使水液中清者上升，与肾精共同滋养和濡润脉管，浊者下降，注于膀胱排于体外，则痰湿无以成聚；肾精充沛，化生精血，血

脉充盈，生生不息，流通无滞则瘀血难生。

在临床治疗中，笔者常取黄芪与白术相须为用，补气健脾，以达生血摄血、行滞化湿之功效；熟地黄与黄精共用补肾藏精，生髓化血以充血脉。黄芪为补气升阳之要药，古有"补药之长"之称，归肺、脾经，能补气升阳、利尿消肿。白术归脾、胃经，健脾益气，燥湿利水。与黄芪相比，如一动一静，药性略偏和缓，炒用更能和胃，减少其他药物对胃肠道的刺激。熟地黄入肝、肾经，擅滋阴补血，益精填髓，《本草从新》曰："滋肾水，封填骨髓，利血脉……又能补脾阴……诸种动血，一切肝肾阴亏，虚损百病，为壮水之主药。"黄精归脾、肺、肾经，能补脾益气，滋肾填精，《本经逢原》曰："黄精，宽中益气，使五藏调和，肌肉充盛，骨髓强坚，皆是补阴之功。"

（二）攻脉积，逐瘀散结，涤瑕荡秽

动脉粥样硬化斑块以脾肾为本虚，然而"脉积"已成，"标实"已现，逐瘀散结通脉以治标同样不容忽视。脏腑功能失司，痰、瘀阻于脉中，血行不畅，久之而更致痰瘀互结，积聚成"斑"。脉积不消，痰瘀停驻，阻滞血行、津液输布，则痰、瘀更生。故而，笔者认为逐瘀散结以消积通脉、涤瑕荡秽是中医急则治其标的体现，更是动脉粥样硬化斑块的治疗中所不可或缺的。

临床治疗中，笔者常以三棱、莪术配伍共用。三棱、莪术性味相仿，归肝、脾经，能破血行气消积，《本草经疏》称三棱"能治一切凝结停滞有形之坚积也"，两者伍用对于血凝气滞之积功独擅。此外，笔者更以虫蚁搜剔之品搜剔经络，尤其擅用水蛭。水蛭归肝经，能破血、逐瘀、通经，对于癥瘕痞块，血瘀经络效果极佳，且相较于蜈蚣、全蝎等同类药物，其价格更适合临床普及。从现代药理学角度分析，三棱、莪术具有抗凝血、抗血栓的作用，水蛭中所含有的肝素、抗凝血酶、水蛭素能有效降低全血黏度、抑制血小板聚集、抑制血栓形成。值得注意的是，攻积之药不可久用，然脉积病久，非数剂可愈，故必以补药佐之，方能久服无弊。

（三）调气机，活血化痰，流水不腐

"上工治未病"，中医学讲究"未病先防，既病防变"，故而对于"脉积"未成者当提前干预，预防"脉积"出现，而对于"脉积"已成者更要标本兼顾，防止新的"脉积"出现。笔者认为"流水不腐，户枢不蠹"，要预防斑块的出现，首先就要让气机条达、血行不滞、水道通调，则痰、瘀难以新生。血行畅而不致成瘀，水道通而津液难以凝聚成痰，而其中血行畅、水道通的实现，不仅需要活血化瘀，更要依赖调理气机来完善。对于津液而言，"气能生津、气能行津、气能摄津"；对于血而言，"气能生血、气能行血、气能摄血"。由此可见，条畅气机是它们共同的基石。

在临床组方中，笔者常以绞股蓝、茯苓化痰利水，三七活血生新，川芎行气活血，苏叶理气和营，共奏理气活血化痰之功，使源源新血流水不腐。茯苓归心、肺、脾、肾经，具有利水渗湿、健脾宁心之功效，既能助黄芪、白术等药物健脾益气，又可清利水湿；绞股蓝归肺、脾、肾经，既有化痰解毒又有补虚之效；三七归肝、胃、心、肺、大肠经，兼具止血、散瘀、活血之功，上三者在动脉粥样硬化斑块的治疗中均为标本兼顾之品。川芎归肝、胆、心包经，擅活血行气，祛风止痛，古代医家称其为"血中气药"，在实际治疗中，既可行血散瘀，又能通达气血、补而不滞。苏叶归肺、脾经，功能理气和营。《本草纲目》称其可行气宽中，消痰利肺，和血，温中。

三、病案举隅

钟某，男，58岁，冠心病、PCI 术后 12 年，既往有高血压病史，长期服用阿司匹林、硫酸氢氯吡格雷抗血小板聚集，瑞舒伐他汀调脂稳斑，2015 年 3 月外院复查冠状动脉造影：冠状动脉三支病变（前降支、右冠支架内再狭窄，回旋支支架通畅，D1 原支架完全闭塞），外院考虑患者不适合再次支架干预，建议继续原方案服药。2015 年 4 月颈部超声提示两侧颈动脉多发混合斑、软斑形成，右侧最大者 5.8mm × 2.4mm，左侧最大者 5.3mm × 1.9mm，斑块 Crouse 积分 9.8。来我院寻求中医治疗，当时症见胸闷心悸阵作，平地行走百米感气促，头晕，纳谷不香，二便、夜寐均正常，舌淡暗，舌体胖，苔薄白，脉细滑。首诊笔者予中药 14 剂（炙黄芪 30g，黄精 15g，白术 15g，茯苓 30g，熟地黄 9g，水蛭 6g，三七粉 4g，川芎 12g，当归 9g，三棱 9g，莪术 9g，绞股蓝 15g，荷叶 9g，苏叶 9g，瓜蒌皮 9g，山楂 15g，牛膝 15g，葛根 30g，泽兰 15g，泽泻 15g，枳壳 9g，谷芽 15g）。二诊患者胃纳好转，胸闷心悸减轻，大便偏软，舌脉同前，予前方白术倍之，去泽兰、泽泻，再服 14 剂。三诊患者胸闷心悸明显好转，纳寐二便均正常，动则气促亦有改善。此后以此为底方略作加减，服药 1 年余，患者胸闷心悸、动则气促明显改善，自诉每日公园步行 30 分钟无气促。2016 年 8 月复查颈部超声：两侧颈动脉多发软斑、硬斑、混合斑，右侧最大者 5.3mm × 2.4mm，左侧最大者 4.9mm × 1.9mm，斑块 Crouse 积分 8.5。

按语：笔者认为动脉粥样硬化斑块为全身性疾病，疾病初期常不易被患者重视，而后期就诊常伴见冠心病、脑梗死等心脑血管疾病。而"脉积"的治则不仅可针对脉积本身，更对其所引起的心脑血管疾病有很强的针对性。此患者脾胃不足，运化失司而见纳谷不香、痰湿内生，肾虚肾不纳气而见动则气促，痰瘀内停而见心悸、胸痛、头晕，进而脉积形成。方取黄芪、白术益气健脾为君药。黄精补脾益气、滋肾填精；茯苓助黄芪、白术健脾益气，兼可利水渗湿；熟地黄助黄精生血益精填髓；三七、水蛭祛瘀通经共为臣药。三棱、莪术破积逐瘀；当归、山楂助三七、水蛭活血逐瘀；绞股蓝、泽泻助茯苓化痰利水；川芎既助活血又兼行气之功；牛膝既助活血又兼补益肝肾之效；泽兰既助活血又兼利水之功；苏叶、瓜蒌皮、枳壳行气宽胸；荷叶升发脾阳；谷芽健脾消食；葛根鼓舞脾胃阳气共为佐药。牛膝更能引药入经，兼为使药。诸药相合，则脾肾复健，统血摄血，运化有度，血随气行，气行则湿去，痰瘀渐去、正气渐复。

（《江苏中医药》2018 年第 12 卷第 5 期）

第二章　临证思辨

第一节　迟脉证的辨治体会

迟脉证的临床表现为脉来迟缓，一息不足四至，即以心室率低于 60 次/分为特征，属现代医学"缓慢性心律失常"的范畴，包括自律性异常（窦性心动过缓、窦性停搏、病态窦房结综合征等）和各种类型的心脏传导阻滞（窦房传导阻滞、房室传导阻滞及室内传导阻滞）等。由于本病是临床常见病、多发病，具有变化快、易反复发作等特点，其治疗一直是临床关注的焦点，西医对本病的治疗主要是纠正病因、对症治疗，如药物予阿托品、异丙肾上腺素暂时提高心率，但这些药物均不宜长期应用，且都有比较明显的不良反应，严重者安装永久起搏器。但对于中国绝大多数患者来说起搏器的植入存在诸多实际困难，而且起搏器安装后也会带来诸多不便。中医治疗本病可以达到缓解病情，改善症状，使一部分患者延缓或免除安装起搏器的目的。现就浅谈中医对本病的认识。

一、中医对迟脉证病因病机的认识

迟脉证常与中医学的"心悸""眩晕""怔忡""厥证""脱证"等密切相关。其发病因素主要有以下几个方面。

（一）外邪侵袭，寒邪致病

寒为阴邪，其性凝滞。寒邪外侵，阻遏血脉，使血行滞缓，则脉来而迟。《素问·举痛论》云："经脉流行不止、环周不休，寒气入经而稽迟，泣而不行。"《素问·阴阳别论》记有"迟者为阴"。而元代滑寿在《诊家枢要》中述："迟为阴胜阳亏之候，为寒、为不足。"李时珍在《濒湖脉学》中说："迟来一息至惟三，阳不胜阴气血寒。"以上都阐明寒邪与脉象迟滞之间的病因病机联系。

（二）年老久病，阳气渐衰

孙思邈在《千金翼方·养老大例》中云："人五十上，阳气日衰，损与日至，心力渐退，忘前失后，兴居怠惰。"随年龄增长，人体机能减退，阳气渐衰，尤以少阴心肾之阳表现最甚。心阳根于肾阳，人到中年后阳气渐亏，心肾阳气不足，推动无力，致心脏搏动节律减慢，血行迟涩。肾阳不升，心阳不足，清阳之气不能上至脑窍，气血不相顺接，清空失养而出现眩晕或黑蒙。阳气不足，无以贯心脉而行气血，以致气血不畅，胸阳不振而心悸、胸闷甚或气短，脉来迟缓。

（三）饮食不节，五脏失调

饮食乃气血生化之源，水谷精微经脾胃运化而生成血气，使五脏六腑功能调和，心气充沛，脉搏才能从容和缓而有力。饮食和脉象之间存在着必然的密切联系，早在《素问·生气通天论》已有记载："味过于酸，肝气以津，脾气乃绝。味过于咸，大骨气劳，短肌，心气抑。味过于甘，心气喘满，色黑，肾气不衡。味过于苦，脾气不濡，胃气乃厚。味过于辛，筋脉沮弛，精神乃央。"可见饮食与脏腑功能之间的关系，乃至于与脉象的关系。

（四）情志失调，内伤脏腑

《素问·阴阳应象大论》曰："人有五脏化五气，以生喜怒悲忧恐。"脏腑精气是情志活动产生的内在生理学基础，由于人体是以五脏为中心的有机整体，故情志活动与五脏精气的关系最为密切。而情志的变化也会影响着五脏，导致功能紊乱。《灵枢·本神》曰："是故怵惕思虑者则伤神……喜乐者，神惮散而不藏；愁忧者，气闭塞而不行；盛怒者，迷惑而不治；恐惧者，神荡惮而不收。"七情变化首先影响心神，影响心主血脉之功能，临床上所见到的大喜大怒之后之气厥、气缓皆属之故。

（五）心脾肾失调为本、痰浊凝滞而为患

心阳鼓动心脏搏动，温运血脉循行；肾阳为一身阳气之本，对各个脏腑起着温煦推动的作用，因此心肾阳气的盛衰，直接影响心主血脉功能。心肾阳虚，火不生土，脾阳虚衰，运化不利，水饮内停，湿聚成痰，痰浊上犯，心脉痹阻，致脉来迟缓，心属火而恶水，不自安而悸也。如《濒湖脉学》所云"迟司脏病或多痰"，提示"痰"与"迟脉"关系甚为密切。痰为阴邪，其性黏滞，痹阻心脉，血行不畅，日久成瘀，痰瘀互阻，故脉来迟缓。

二、中医中药治疗迟脉证

《素问·阴阳应象大论》曰："阴阳者，天地之道也，万物之纲纪，变化之父母，生杀之本始，神明之府也。治病必求于本。"基于心肾阳虚、血脉瘀滞、脾阳不足、运化失司为迟脉证的主要病理基础，遵循《内经》"损者益之""寒者热之""劳者温之，结者散之，留者攻之"原则，采用益气温阳、化瘀祛湿法来治疗迟脉证，重在整体调节，标本兼顾，扶正祛邪，而温通心阳为治疗迟脉证的基本方法，辅以活血化瘀和祛痰化浊，使血畅脉通，诸症得缓。临床常以麻黄附子细辛汤为代表方剂，常用药物有炙麻黄、党参、淫羊藿、半夏、川芎、丹参、附子、桂枝、干姜、细辛等。麻黄辛苦温，归肺、膀胱、心经。《珍珠囊》曰："去营中寒，发太阳、少阴之汗。"《日华子本草》曰："通九窍，调血脉，御山岚瘴气。"可见麻黄具有发散破积聚、调血脉、祛寒邪之功，辛散温通，散营中寒气，攻心下积聚，为治标之主药。现代药理研究认为麻黄具有麻黄碱作用，有温和而持久的收缩血管作用，可扩张冠状动脉，改善心肌供血；对心脏具有强大兴奋作用，可使心率增快。党参甘平，入手足太阴经气分，功效益气生津养血。《本草从新》曰："主补中益气，和脾胃，除烦渴。中气微弱，用以调补，深为平妥。"脾为后天之本，脾虚则生化乏源，心气亦虚；脾气健旺则心气得养，血脉得充。肺朝百脉，主治节，血液运行有赖于肺气敷布与调节，肺气充则血液推动调节得以恢复正常。故取党参补脾肺以调心脉。淫羊藿，亦名仙灵脾，辛甘温，归肝、肾经。《日华子本草》曰："治一切冷风劳气，补腰膝，强心力。"《本草纲目》曰："淫羊藿，性温不寒，能益精气，真阳不足者宜之。"本品入肾助元阳，辛温通行经络，温阳散寒，用于心肾阳虚、寒客脉中之缓慢性心律失常，常同时与附子、桂枝、干姜、细辛等温阳散寒药物一起配伍使用，可起到很好的治疗作用。半夏辛平，体滑性燥，故为其用，辛取其开结，平取其止逆，滑取其入阴，燥取其助阳，使邪气不能自阳入阴，而能消散营中寒气痰浊。半夏和中化痰，助脾运化，使痰气消，脾运健，气血充，血脉调和而心率恢复正常。川芎辛温，具有活血行气、祛风止痛的功效。川芎既可上行头目，又可中开郁结，能达阳于阴中，亦能贯阴于阳中，使血脉通和，阳气调达，寒气得散，气机得舒，血脉循行恢复正常。丹参苦微寒，归心、肝经，具有活血凉血、安神宁心作用。《本草汇言》曰："丹参，善治血分，去滞生新，调经顺脉之药也。"西医学发现，丹参含丹参酮、丹参素和丹参酸，能扩张冠状动脉，增加冠状动脉血流，改善心肌缺血，改善心功能，调节心律，调节血脂，抑制动脉粥样硬化斑块形成，抗纤维化，增强免疫，抗肿瘤。因此，能够从病变机制上治疗缓慢性心律失常。

临床在选用温阳益气药物的同时，为防止其过于温燥，常伍以生脉散或伍以麦冬或玄参、生地黄等甘寒之品。

　　总之，对于迟脉证，要抓住病机，对因治疗，既要辨证论治，又要选药精当，随证加减，从心肾阳虚这一根本发病机制论治，往往可以改善症状，缓解病情，提高患者的生存质量及减少终末事件的发生，使一部分患者免除安装起搏器之忧。

（《新中医》2014 年第 46 卷第 11 期）

第二节　浅谈中医学对心力衰竭的认识

　　心力衰竭，是各种原因导致心脏负荷过重、心肌损害及收缩力减弱所致的心功能不全（失代偿期）的一种综合征，是各种心脏病的严重阶段，其发病率高，是世界性日趋严重的危害健康的主要问题。中医学对本病病因病机的认识渊源已久。在治疗上也已取得了较理想的疗效，上海市长宁区天山中医医院近 2 年完成的中西医结合市级课题"中药益心汤对心力衰竭患者血浆脑钠肽作用的临床研究"的结果再次证实利用中医理论指导临床，运用中医中药治疗本病，在降低再住院率、病死率，以及提高生存质量等方面具有重要作用。

一、中医学对心力衰竭的认识

　　心力衰竭属于中医学"心水""心悸""喘证""水肿"等范畴。《灵枢·胀论》记载："夫心胀者，烦心短气，卧不安。"《素问·痹论》记载："脉痹不已，复感外邪，内舍于心……心痹者，脉不通，烦则心下鼓，暴上气而喘。""心胀"和"心痹"就其临床表现而言可归于心力衰竭。张仲景发展了《内经》水气为病的思想，提出了"心水"病名。《金匮要略》曰："心水者，其身重而少气，不得卧，烦而躁，其人阴肿。"其描述出心力衰竭的主要症状。中医学"心力衰竭"的病名首见于唐代孙思邈《备急千金要方》，详述见于宋代《圣济总录·心脏门》，曰："心衰则健忘，心热则多汗。不足则胸腹胁下与腰背引痛。惊悸恍惚，少颜色，舌本强。"此处"心衰"虽非心力衰竭的典型表现，但与心力衰竭是有一定联系的。

二、中医学对心力衰竭病因病机的认识

　　中医学认为心主血脉，心力衰竭则是各种病因导致这一功能受损而发生的病

证。心力衰竭的病因主要为心脏自病或他脏之病影响及心，造成气血阴阳诸虚，或六淫外邪犯心，从而损伤心脏。

（一）心气虚衰为发病基础

心的主要功能是推动血液在全身经脉中运行以濡养周身，心的功能主要体现在"心气"上，即心气是推动血液在血脉中运行的动力来源。心气充沛，才能维持正常的心力、心率和心律，才能保证心血的搏出，使血液在脉管中正常运行。正如《仁斋直指方论》所谓："人以气为主，一息不运则机缄穷；一毫不续则穿判……血脉之所以流行者，亦气也……盛则盈，衰则虚。"可见，若心气虚衰，推动血液运行无力，就会出现周身失养，进一步使心功能下降。《内经》称"味过于咸，大骨气劳，短肌，心气抑"。《圣济总录》称"虚劳惊悸者，心气不足，心下有停水也"，则明确指出了心气虚为心力衰竭的基本病机。邓铁涛认为"五脏皆致心力衰竭，非独心也"。肺、脾、肝、肾的功能失调都可影响到心，而发生心力衰竭。心力衰竭的主要病位在心，又常与肺、脾、肾等脏相互影响。

（二）正虚为本，瘀血为标

心力衰竭发病机制初始多因心气虚弱、气不运血、心阴亏耗，表现为气阴两虚、心血不畅，进而气虚阳衰或阴损及阳，而致"阴阳两虚，心脉瘀滞"，成为心力衰竭的病理生理基础。尤以心阳（气）亏虚，心脏鼓动减弱，营运无力为其病理变化的主要方面。心气不足贯穿心力衰竭始终，是心力衰竭恶化的重要因素。王清任在《医林改错》中曰："元气既虚，必不能达于血管，血管无气，必停留而瘀。"心血瘀阻则出现心悸，胸闷胸痛，面色瘀暗，唇甲青紫，舌有瘀点或瘀斑等。

（三）水气泛溢为最终结果

《素问·逆调论》说："夫不得卧，卧则喘者，水气之客也。"其认为除血脉不通外，心力衰竭还与水气内停有关。又如《三因极一病证方论·水肿》称："短气，不得卧，为心水。"心气虚损衰竭，无力推动血行，血流迟滞，瘀而成水。由此可以推论出心气虚导致血瘀，血瘀又进而引起水停，从而引发了咳喘、水肿、心悸等一系列证候。

现代中医学者则对心力衰竭的病因病机各有心得。霍根红根据"阴阳互根"的理论，认为本病病机为"阳虚及阴、阴阳两虚，血瘀水停"，本虚标实，互为因果，五脏相关，表现为错综复杂的转化关系。从心阴阳亏虚、痰浊、瘀血、水饮等方面论述的医家占多数。此外，周亚南认为"胸中大气下陷，胸中之气无力升举"为根本病机，其气主宰心、肺的生理功能，脉道的畅通，以及气血的运行。若大气下陷，心肺功能出现异常，导致心主血脉之功能受阻，致血瘀水停，而成本病。

关于心力衰竭病机虽有较多论述，但认识是有一致之处的，即心力衰竭的正虚与标实是相互交织共同存在的。其中，阳气虚衰，水饮与血瘀内停是贯穿于心力衰竭病程中最基本的病理机制。心力衰竭的病因病机可以概括为心气虚→血瘀→水停→心虚加重，与现代医学心力衰竭的神经内分泌机制（心功能不全→神经内分泌激活→心室重构→心功能不全加重）虽分属不同的理论体系，但在一定程度上有异曲同工之妙。

三、中医学对心力衰竭证型的认识

目前国内尚无统一的心力衰竭中医辨证分型标准，临床医家多从八纲结合脏腑辨证来分，且大多数临床研究采用《中药新药临床研究指导原则》分为七型：心肺气虚、气阴两亏、心肾阳虚、气虚血瘀、阳虚水泛、痰饮阻肺、阴竭阳脱。连林芳将心力衰竭分为四型：心肺亏虚、痰浊壅阻型；心脾两亏、气血不足型；心肾阳虚、饮邪上泛型；心肝同病、湿瘀互结型。杨培君等将本病分为五型：心气阴虚型、气虚血瘀型、心肾阳虚型、阳虚水泛型、心阳虚脱型。李立志将慢性心力衰竭分为三型：气虚血瘀型，方用加味保元汤；中阳亏虚、水饮内停型，方用苓桂术甘汤加味；肾阳虚衰、水饮泛滥型，方用真武汤化裁。王胜林辨证分期论治，认为轻度心力衰竭，多属气虚血瘀，治疗宜以益气活血为大法；中度心力衰竭，多属心肾阳虚，治疗宜以平补肾阴肾阳为大法；重度心力衰竭，多属阳虚水泛，治疗宜以益气温阳，活血利水为大法。邱保国辨病辨证相结合，认为风湿性心脏病引起心力衰竭者，气滞血瘀是其发生心瓣膜病的主要病机，治疗当佐以行气活血；肺源性心脏病引起心力衰竭者，多属脾肾阳虚兼痰浊壅肺，治宜温补脾肾，化痰祛浊；高血压心脏病诱发心力衰竭者，多有肝阳上亢之症，治当加用平肝潜阳之品；冠心病、慢性心功能不全者，常因气虚血瘀，治当加重益气活血之品；心肌炎伴发心功能不全者，常佐以益气养阴之品。

四、中医治疗心力衰竭的研究进展

（一）辨证治疗

辨证论治是中医的灵魂，中医对心力衰竭的治疗最重要的是辨证论治，心力衰竭的辨证分型主要是依据病因病理的变化进行，由于心力衰竭的主要病理机制为本虚标实，所以现代大多医家都以虚实为纲，病变累及脏腑为目，结合临床实践辨证分型。

（二）专法治疗

　　杨积武创制的强心宁煎剂涵盖了现代医学治疗本病所倡导的强心、利尿、扩血管及抑制心室重构的治疗大法。方由人参、黄芪、附子、丹参、泽泻、五加皮、川芎、甘草组成，以达益气温阳、强心利尿、行气活血化瘀、安神宁心之功。吴时达等认为心力衰竭的中晚期经中医辨证多为阳虚水泛，采用温阳健心灵口服液以温阳益气、利水活血，具有良好的近期疗效。李庆海认为本病虚以气阴两虚为主，而心肾阳虚则多见于疾病的末期；实以水饮瘀血为主，治以益气养阴、活血利水，创验方参麦宁心合剂。方由人参、麦冬、五味子、葶苈子、云苓、玉竹、车前子、桑白皮、当归、丹参、枳实、生龙骨、生牡蛎组成。诸药合用，共奏益气养阴、活血利水之功。益气养阴则气血充足，鼓动有力；活血利水则瘀散水行，郁热自消，心安神畅。笔者根据多年的临床实践认为心力衰竭为本虚标实之证，心脏阳气不足（虚衰）为本，水停瘀血为标。因此，本病治疗需标本兼治，在补虚的基础上兼以利水消肿、活血化瘀。治宜温阳益气，化瘀化饮为基础。自拟益心汤（黄芪、白术、茯苓、桂枝、炙甘草、泽泻、泽兰、枳壳、车前子、当归、南葶苈子、党参）。临床观察该方剂对心力衰竭患者的左室射血分数及血浆脑钠肽的作用均明显优于对照组。

（三）实验研究

　　王振涛等采用左冠状动脉结扎术致心肌梗死后心力衰竭大鼠模型，观察了相同种类活血益气药的不同剂量配伍对心力衰竭大鼠心脏系数及功能的影响，发现活血益气药可以改善心肌梗死后心力衰竭模型大鼠心脏系数及功能，且方剂配伍中多种活血药的应用均能较明显改善心力衰竭大鼠的组织学指标心脏系数。同时从心脏组织形态学角度证明了活血药和益气药均有逆转心室重构的作用。赵英强等采用腹主动脉缩窄术复制大鼠心力衰竭模型，用原位凋亡检测方法及电镜观察强心冲剂组及对照组的心肌细胞凋亡情况。结果显示，正常对照组无心肌细胞凋亡，模型组凋亡明显，强心冲剂能明显改善凋亡，其作用与卡托普利相当。沈雁等研究发现，温心胶囊能明显提高心力衰竭心肌被抑制的基质金属蛋白酶组织抑制物 mRNA 的表达水平，加强抑制基质金属蛋白酶活性，阻止胶原降解及基质改建，调控细胞外基质代谢，提高衰竭心脏的射血功能。王洪良等研究认为心复康口服液能通过改善慢性压力负荷性心力衰竭心肌线粒体腺苷酸转位酶 1（ANT1）、心肌线粒体腺苷酸转位酶 2（ANT2）的表达，从而抑制细胞凋亡、改善能量代谢，治疗心力衰竭后的心肌损伤。

　　应用中医药治疗慢性心力衰竭在各方面均有较大的进展，无论是基础理论，还是临床应用。众多医家对于心力衰竭的认识虽各有一家之言，但总的来看其认识大同小异，基本上倾向于本虚标实，气阴两虚，水瘀互阻。应用中医药治疗慢性心力衰竭在增强疗效、改善症状、提高生存质量、避免不良反应等方面显示了独特的优势。

第三节 孙怡春治疗慢性心力衰竭经验

慢性心力衰竭（chronic heart failure，CHF）是一种由各种心脏疾病所导致的心肌收缩力下降，心排血量不足，致器官、组织低灌注的复杂临床综合征，是各种心脏疾病终末阶段的临床表现，严重危害人类健康及生命。笔者认为"慢性心力衰竭"属于中医学"怔忡、心痹、心水、喘证、水肿、气衰阳脱"等病范畴。对慢性心力衰竭的辨证论治，首先需辨明病位所在，详审病机，同时宜与西医的辨病结合起来，做到辨证准确，治疗有的放矢。现将临证经验总结如下。

一、病因病机病位

心居胸中，属火，为阳中之阳，血脉运行全赖心中阳气的推动。中医学认为心力衰竭主要是心脏自病或他脏病变引起，由于外感六淫、内伤情志、饮食不节、先天禀赋不足及年老体衰等因素导致，久之影响及心，致心气虚弱。久患心悸、胸痹、真心痛、肺胀等致使心气（阳）虚衰，脏腑功能失调，血液不得输布周身，从而出现心力衰竭。《素问·藏气法时论》曰："心病者，日中慧，夜半甚，平旦静。"日中阳气盛，心脏活动增强，故患者一般情况尚好。而夜半，阴气盛，阳气衰，则心力衰竭更为加重。心之阳气亏虚，鼓气不足是心力衰竭之内因，是心力衰竭发病及转归预后的决定因素，所以心气（阳）虚衰是心力衰竭发生的关键所在。阳气亏虚可以导致血瘀，也可以导致水饮停积。气虚不足以推血，则血必有瘀，瘀从气虚生。心气虚久，累及心阳，心阳受损，寒自内生是心力衰竭致瘀的又一成因。笔者认为血瘀是心力衰竭的重要病理环节。瘀血在心，则心悸，憋气，心痛；瘀血在肝，则胁痛癥瘕；瘀血在脾胃，则腹胀纳呆，呕恶；瘀血在肺，则水结气少，喘咳不卧。在临床中大多数心力衰竭患者，都具有喘促，咳嗽，腹胀纳呆，口唇紫暗，舌有瘀斑，脉结代等瘀血证候。同时血瘀的存在，除了使心阳受遏外，也使五脏六腑为之受累，致诸脏失养，气化不通，咳喘、水肿等症因此而生。水停是充血性心力衰竭的必然结果，一般认为，水肿形成主要与肺、脾、肾三脏有关，所谓其标在肺，其本在肾，其制在脾。但就心力衰竭而言，水饮停积的根本原因还是心阳不足。由于心阳不足，不能下助肾火，使肾阳虚亏，气不化津，津失散布，则停而为水。水溢肌肤则浮肿，上凌心肺则心悸、喘咳。这与临床中多数心力衰竭患者有尿少肢肿，心悸，咳喘，舌苔白滑等症状一致。同时，瘀血也是水饮内停的重要致病因素。东汉张仲景在《金匮要略·水气病》中早已提出"血不利则为水"。血脉瘀阻既使肺、脾、肾功能失常而致水停，又使血脉内外津血转化障碍，潴留而为水。五脏是一个相互关联的整体，在心力衰竭的发生、发展过程中，肺、肝、脾、肾都与心互相制约，互相影响。心力衰竭虽然病情复杂，表现不一，但病机可以概括为阳虚气弱，鼓动无力，瘀血内阻，水湿内停，为本虚标实，以心之阳气亏虚为本，瘀血水停为标。瘀血水饮虽继发于阳气亏虚，但一旦形成又可进一步损伤阳气，形成由虚致实，由实致更虚的恶性病理循环。

二、辨证论治

心力衰竭为本虚标实之证，心脏阳气不足（虚衰）为本，水停瘀血为标。因此，治疗需标本兼治，在补虚的基础上兼以利水消肿、活血化瘀。治宜益气活血，温阳化饮为基础。笔者自拟益心汤：黄芪 30g，白术 15g，茯苓 15g，桂枝 12g，炙甘草 9g，泽泻 15g，泽兰 15g，枳壳 9g，车前子 15g，当归 15g，桃仁 9g，南葶苈子 15g，党参 15g。益心汤中桂枝与炙甘草相伍组成桂枝甘草汤以补心气，温心阳。桂枝甘草汤乃是《伤寒论》温通心阳之主方，多用于心阳受损之轻证、微证。方中桂枝辛温通阳，炙甘草甘缓补虚，两药配伍，辛甘合用，心阳得通。《古今选注》云：桂枝复甘草，是辛从甘化，为阳中有阴，故治胸中阳气欲失。当遇到阳虚阴盛，形寒肢冷，面白肢肿的患者，温阳则用大辛大热之桂枝、淡附片相伍。《用药心法》云："茯苓，淡能利窍，甘以助阳，除湿之圣药也。味甘平补阳，益脾逐水，生津导气。"《本草发挥》成聊摄云："脾恶湿，甘先入脾。茯苓、白术之甘，以益脾逐水。"党参具有补中益气，健脾益肺之作用，与白术、茯苓、甘草相伍（四君子汤）合桂枝甘草汤以益气扶阳而温通心阳治其本。泽泻渗水利湿而利尿消肿；泽兰活血化瘀，行水消肿；车前子使体内水湿有所去路。《本草纲目》云："枳壳其功利气，气下则痰喘止，气行则痞胀消，气通则痛刺止，气利则后重除。"葶苈子泻肺平喘，行水消肿；用于痰涎壅肺、喘咳痰多、胸胁胀满、不得平卧、胸腹水肿、小便不利；《药性论》云："葶苈子利小便，抽肺气上喘息急，止嗽。"泽泻、泽兰、车前子、枳壳、葶苈子相伍使湿邪祛，水饮化，喘止，嗽平。黄芪、当归补气活血。桃仁味苦甘而性平，能归心、肝、大肠经，活血祛瘀作用甚广，且脂多质润，具润肠通便之功。以上药物组方标本兼治，心阳得通，瘀血水停皆除。

三、辨病与辨证结合

对于心力衰竭的辨治，虽然强调辨证论治，但也不能忽视西医辨病及治疗。必须病证结合，灵活临证。经过辨病，可使治疗原则和方药结合得更加紧密，进而达到提高临床疗效的目的。从辨证到辨病再到辨证，是对疾病认识不断深化的过程。在临床中我们只有辨证与辨病紧密结合才能达到准确有效的论治。根据心力衰竭的不同病因，适当调整治疗方案。如冠心病患者见气虚夹痰，痰瘀互结，可加薤白、瓜蒌、三七、莱菔子、丹参、赤芍、全蝎等益气祛痰，活血通脉。风湿性心脏病患者，每有风寒湿邪伏留，反复发作，治疗则在原基础上加用威灵仙、桑寄生、豨莶草、防己、防风、鸡血藤以祛风除湿，并嘱患者注意防寒避湿，预防感冒，防止风寒湿邪再次侵入为害。肺源性心脏病患者，可配合三子养亲汤，以及海浮石、沉香等温肾纳气，降气平喘。高血压心脏病患者，大多数肝阳偏亢，则需配合平肝潜阳法，常用药物有草决明、石决明、代赭石、龟板、牡蛎、钩藤、夏枯草、牛膝等。原有糖尿病或甲状腺功能亢进的患者，证候多属气阴两虚，治疗一般加生脉散加减。糖尿病患者可加山萸肉、桑螵蛸、玉米须、仙鹤草、淮山药等。甲状腺功能亢进患者则加用浙贝母、生牡蛎、山慈菇、玄参等以化痰软坚散结。

四、验案举例

张某，男，72岁。因"胸闷、气促反复发作5年余，加重3天"就诊。既往有冠心病、心房颤动病史。初诊时患者神疲乏力，动则气促，偶有胸前隐痛，少气懒言，咳嗽痰白稀，纳差，大便欠畅，易惊吓，忐忑不安。体格检查：血压110／70mmHg，尚可平卧，颈静脉充盈，口唇发绀，舌淡伴有瘀斑，苔白腻，脉结代。心率100次/分，房颤律，心音低钝，双下肺可闻及少许细湿啰音。四肢欠温，双下肢水肿。肝颈静脉反流征阳性。心电图示房颤律，ST-T改变。笔者经诊中医诊断为喘证，辨证为胸阳不振、痰湿瘀血互结证。西医诊断：冠心病、心律失常、心功能Ⅲ级。在常规西药（地高辛、华法林、单硝酸异山梨酯分散片、培哚普利等）对症治疗基础上，中医治宜益气活血、温阳化饮为基础，予以益心汤加减。南葶苈子剂量调整为30g；加瓜蒌15g、薤白15g以加强泻肺平喘、行水消肿之功；加淡附片6g以温肾阳以通心阳；加全蝎6g、郁金15g以加强行气化瘀止痛之功；加莱菔子30g降气化痰通便；加龙骨30g，牡蛎30g潜镇之性以安抚心神加强收敛镇摄外越之心阳。服用上述汤剂2周后复诊，患者精神胃纳转佳，胸前隐痛缓解，室内缓行无明显气促，夜寐安，咳痰减少，双下肢浮肿消退，大便日 1～2 次，但仍偶有心悸不安，外出活动受限，夜间四肢欠温，舌淡红伴少量瘀斑，苔薄白，脉结代。体格检查：血压 100 / 65mmHg，心率 80 次/分，房颤律，双肺湿啰音消失。笔者经诊后去莱菔子、瓜蒌、薤白、郁金，将葶苈子减量至 15g。服用上述汤药 2 周后复诊，患者胸前隐痛消失，心悸怔忡不安缓解，可小区内散步。复查心电图示房颤律。本次复诊后笔者嘱咐患者益心汤基础方长期服用以巩固疗效。后患者定期随诊，守方加减服用，现患者病情稳定，晨起可慢步行走约 1 小时，且时常郊外旅游。

（《四川中医》2013 年第 31 卷第 8 期）

第四节　浅议从肾论治心力衰竭

中医无"心力衰竭（心力衰竭）"病名，依据其临床表现，可将其归属于"心悸""怔忡""喘证""水肿""胸痹"等范畴。心力衰竭的临床表现为心悸、怔忡、胸闷、喘促咳嗽、不能平卧、尿少、水肿等，是心之气阴不足或阳气受损，无力鼓动血脉，血脉瘀阻，导致痰浊、瘀血、水饮内停的一个本虚标实的病证，其中以气虚、阳虚为本，血瘀、饮停为标。心力衰竭病位虽然在心，而又不仅关乎心。正如邓铁涛教授所言："五脏皆致心力衰竭，非独心也。"心力衰竭的发病机制不仅与肺的宣发肃降、脾的传输及肝的疏泄有关，更重要的是与肾脏阳气的温煦作用有关。

近年来，现代医学对充血性慢性心力衰竭的研究取得了新的突破，认为在心力衰竭的发生发展过程中，神经内分泌因素发挥了至关重要的作用，包括促肾上腺皮质激素释放激素（CRH）神经元的激活，下丘脑-垂体-肾上腺轴的作用。下丘脑室旁核（PVN）中大量的兴奋性和抑制性神经递质（如谷氨酸和 γ-氨基丁酸）也参与了心力衰竭的调节过程，而 PVN 内肾素-血管紧张素-醛固酮系统（RAAS）是调节心血管交感神经活动的重要体液因素，且与炎症细胞因子（PIC）和氧化应激相互作用，共同参与心力衰竭时中枢的调节活动。基于肾与心力衰竭的发生息息相关，所以应用补肾法治疗心力衰竭的研究很多。冼绍祥从临床研究方面证实，在充血性心力衰竭的病情进展过程中存在着血管紧张素（Ang）、BNP、肿瘤坏死因子-α（TNF-α）、白细胞介素-6（IL-6）等神经内分泌激素或细胞因子的损伤性作用，并且使 CHF 从非肾阳虚证逐渐向肾阳虚证发展。还有研究表明，TNF-α、IL-6 和水通道蛋白-2（AQP-2）的表达与心力衰竭程度呈正相关，是 CHF 由非肾阳虚证向肾阳虚证发展的重要物质基础。故本研究进一步探讨在中医学理论指导下肾与心的关系及从肾辨证论治心力衰竭。

一、肾中阳气之生理功能

五脏皆有阴阳，而肾之阴阳，又名真阴真阳，与他脏不同。肾之真阳乃一身阳气之根。张介宾曰："五脏之阳非此不能发。"《求证录》曰："生发吾身者，即真阳之气……"《素问·生气通天论》曰："阳气者，若天与日。失其所则折寿不彰。"以上均说明肾中之阳为一身阳气之根本，对五脏六腑有着至关重要的温煦气化作用。

二、心与肾的关系

心与肾在生理上密切相关，心属火，居上焦而属阳；肾属水，居下焦而属阴。心之阴阳与肾之阴阳，各自相互对立依存，以维持动态平衡。心之阴阳下降于肾，以充养肾之阴阳；肾之阴阳上升至心，以濡养温煦心之阴阳，两脏之间的上下交通，相互依存，保证了阴阳的动态平衡，此即为"心肾相交，水火既济"。肾之阴阳是各脏腑阴阳的根本，肾中精气是机体生理活动的物质基础，对各脏腑生理活动起着极其重要的作用。所以，若肾气虚衰，则脏腑功能无法正常运行，心气亦不能正常推动血液运行；肾精耗伤，肾水不足，水不济火，则心阳独亢，心阴随之亏虚，心脉失其濡养，则血脉瘀阻；肾阳不足可导致心阳亏虚。《格致余论·房中补益论》曰："人之有生，心为火，居上；肾为水，居下。水能升而火能降。一升一降，无有穷已，故生意存焉。"心与肾的关系即上下阴阳水火的关系。《灵枢·经脉》曰："肾足少阴之脉，起于小指之下……其支者：从肺出，络心，注胸中。"肾经连心，入心注胸中；且足少阴肾经夹舌本，舌为心之窍，肾通过经脉上承至心。可见，从经络循行来看，心肾之间同样密不可分。

三、心力衰竭病因病机与肾的关系

CHF是各种心脏病的严重阶段，是多种心血管疾病的终末期表现，大多见于老年人且久病缠绵。此乃肾气渐衰，肾之元阳不足，不能鼓舞五脏之阳，致心阳不振，胸阳不展，失其温煦推动作用，终而发病。《景岳全书》说："五脏之伤，穷必及肾。"肾气不足，气化失司，而见尿少肢肿；水停而为饮，上凌心肺，而见心悸、喘憋；肾阴亏虚，精血不足，心神失养，发为心悸；肾不纳气，则动则喘促气短；肾阳衰惫，气不固表，津液外泄，而见大汗淋漓，四肢湿冷；气阴俱虚，无以充盈脉络，则脉微细欲绝，此乃心力衰竭的危候。可见，肾脏在心力衰竭的发生发展过程中起着至关重要的作用。

四、从肾论治心力衰竭

心力衰竭的基本病机是本虚标实。而所谓本虚，主要是指心肾阳气不足；所谓标实，乃为瘀血、痰饮内阻。故在治疗上应采取扶正祛邪之法则。而扶正应以益肾温阳为大法。

（一）补益心肾，振奋心阳

此法也是治疗 CHF 的基本法则，多用于心力衰竭早期，患者可无心力衰竭症状，或仅表现为射血分数（EF）降低，或仅有活动后心悸、乏力、气短，舌淡红、苔白、脉细弱等，治法以补益心肾、振奋心阳为主，常用人参、黄芪、桂枝、茯苓、炙甘草、淫羊藿、补骨脂等，体现了中医未病先治、既病防变、预防为主的治未病思想。

（二）补益心肾，活瘀通络

心主血脉，赖心气、心阳以鼓动，使血脉正常循行，遍及全身。肾气不足，心气必虚，心气虚久，必及肾阳，心肾阳气不足则血行不畅，血脉瘀滞，临证多见胸闷胸痛、气短乏力、心悸不宁，动则加重，遇寒加重，舌淡，脉细无力。故此时治疗当以补益心肾、化瘀通络为要法，可选用金匮肾气丸合血府逐瘀汤加减化裁。

（三）温补心肾，化瘀利水

此法用于心力衰竭中晚期的重笃阶段。此时心肾同病，患者每见气短乏力，动则喘促，腹胀肢肿，难以平卧，心悸气急，为心肾阳虚、水饮内停、瘀血阻络所致。当标本同治，故采用温补心肾、化瘀利水法，使用自拟益心汤加减治疗。主要药物有桂枝、炙甘草、茯苓、车前子、泽泻、葶苈子、泽兰、当归、附子、炙黄芪等，或真武汤加减。

五、总结

CHF 的治疗既应遵循中医辨证论治理论，又应结合现代医学方法，辨证与辨病相结合，就中医理论而言，从气虚至阳虚，至血瘀，直至水饮的形成，为 CHF 病理演变的普遍规律，其病变发生发展演变过程中心肾气虚阳衰为重要的发病机制，而补益心肾、温通心阳、化瘀利水之法贯穿于心力衰竭治疗的始终。

(《中国中西医结合急救杂志》2015 年第 22 卷第 6 期)

第五节 CHF 心肾阳虚证的研究概况

　　CHF 是临床的一个综合征，患者由于心脏结构或功能异常，导致典型的临床症状（如呼吸困难、踝部水肿、乏力）和体征（如颈静脉压增高、肺部啰音和心尖搏动移位）。心力衰竭是多种心血管疾病的严重阶段，更是多数心血管疾病的最终归宿，其发病率高，患者的 5 年存活率与恶性肿瘤相仿。根据我国 50 家医院的住院病例调查研究，因 CHF 住院的概率占同期心血管疾病的 20%，病死率高达 40%。且随着人口老龄化，心力衰竭患者呈现出疾病严重程度逐渐加重、多病因比例升高和以高血压、冠心病和糖尿病为老年患者 CHF 常见病因的特点。

　　中医古代文献中无"心力衰竭"病名，近年来对心力衰竭的认识已达成共识，认为其病机复杂，病性为本虚标实、虚实夹杂。虚主要责之气虚、阳虚；实主要指血瘀水停等。病位在心，病变与肺、脾、肝、肾密切相关。中医学认为，心气亏虚是 CHF 发病的始动因素，随着疾病的发展，进一步发展为心阳虚，因心阳式微，不能藏归、温养于肾，以致肾不制水，寒水泛滥，于是肿、喘、悸三证并见而发展至心肾阳虚阶段。在 CHF 的发展过程及诸多症候中，心肾阳虚证为 CHF 的重笃阶段，也是 CHF 发展到晚期的重要症候，是疾病的必然归宿。

一、中医对 CHF 心肾阳虚证的认识

　　证候特点：心悸怔忡，胸闷气喘，神疲乏力，肢体水肿，畏寒肢冷，小便不利，腰膝酸软，唇甲青紫，舌淡或胖，脉涩、沉或结代。病因病机分析：《伤寒治例》曰："气虚停饮，阳气内弱，心下空虚，正气内动而悸也。"《类证治裁》曰："阳统于阴，心本于肾，上下不安者由乎下，心气虚者因乎精，此精气互根，君相相资之理。"中医学认为，心阳属火，能温煦、推动血行；肾中阳气，能温煦气化水液，为人身阳气之根本。心肾阳气虚衰，而至温运无力，血行不畅，水湿内

停，从而影响心脏及其他脏器的生理功能，最终引发心力衰竭。CHF虽以心气虚为发病基础，且过程中兼有血瘀、痰湿、水饮等，但日久必伤心阳。心本乎肾，心气根于肾气，心肾相交，水火既济，心气阳衰，温煦无力，则肾阳虚衰，加之"久病伤肾"，致使命门虚衰。证候分析：心肾失煦，一则肾阳不振，气化无权，水湿内停，泛溢肌肤，则肢体水肿、小便不利、腰膝酸冷。二则水气凌心，鼓动乏力，则见心悸怔忡、胸闷气喘。阳虚阴盛，致运化无力，血行不畅，则见唇甲青紫、舌淡；而畏寒肢冷、神疲乏力、苔白、脉沉或结代皆为阳虚阴盛，形体失煦，温运无力，功能衰退之象。

二、CHF心肾阳虚证的心肌能量代谢重构研究

心脏作为人体的动力来源，心肌细胞必须不断再合成三磷酸腺苷（ATP）以维持正常的泵血功能和舒缩功能。在含氧量正常的情况下，心脏所产生的多达95%的ATP来源于线粒体氧化磷酸化，其余5%主要来源于糖酵解和三羧酸循环。CHF过程中往往伴随着心肌基底物利用和能量代谢的改变，主要包括高能磷酸盐含量的减少，线粒体功能紊乱及葡萄糖利用的增加，这些变化最终导致ATP缺乏和心肌收缩功能受损，同时也会影响CHF的进程。舒华通过大量文献总结研究，中药通过调控心肌能量代谢治疗CHF，其药物大多以单味或复方提取物为主，功效以益气温阳为主，主要从调节脂质和糖代谢、保护线粒体、提高ATP酶活性及影响心肌能量代谢信号调控通路4个方面进行研究，对心肌能量代谢均有一定程度的改善。戎靖枫等研究表明,益气温阳方可提高心力衰竭大鼠心肌能量代谢产物ATP含量，减少AMP、ADP的含量，调节心肌能量代谢紊乱。

三、CHF心肾阳虚证与肾素-血管紧张素-醛固酮系统

近代研究表明，在CHF发展过程中，循环激素起着重要作用，其中尤以肾素-血管紧张素-醛固酮系统（RAAS）系统为重。CHF初始阶段可发现心室舒张末期压和心房内压的增高，促使心房钠尿肽（ANP）的合成及分泌，但通过扩血管、利尿等作用对CHF产生代偿作用，故此时RAAS指标正常。随着CHF疾病进展，心输出量减少及交感神经系统激活，使肾小球旁器分泌肾素增加，同时激活RAAS，引起血管收缩和水钠潴留，加重心脏前、后负荷，加重肺循环、体循环淤血，而使CHF恶化。在研究CHF心气虚与RAAS激活程度及纤溶酶原激活物抑制剂活性相关性的动物试验中，证实在发生CHF时随着心气虚的加重，RAAS的激活逐渐明显，RAAS的激活对CHF心气虚加重起重要作用。上海中医药大学附属曙光医院一项对于充血性心力衰竭循环激素的研究，发现心肾同病组ANP、

RAAS 指标均明显升高，且后者与心气虚组比较差异有统计学意义（$P<0.01$），提示 RAAS 的显著激活标志着 CHF 患者进入心肾同病阶段。

四、CHF 心肾阳虚证的客观化指标

近年来，随着中医对 CHF 辨证的不断深入研究，多项研究表明，临床上某些客观化指标与 CHF 心肾阳虚证存在相关性。

（1）生物学标志物：徐燕等通过对 CHF 心肾阳虚患者和非心肾阳虚患者的下丘脑-垂体-靶腺的研究，发现心肾阳虚组促甲状腺素（TSH）水平显著增高；肾功能明显受损，血清肌酐（Cr）、尿素氮（BUN）、BNP 含量明显增高。朱贤惠对纳入的急性心力衰竭心肾阳虚证患者随访 2 年后发现，血清胱抑素（CysC）水平在死亡组与未死亡组比较差异有统计学意义（$P<0.05$）。说明 CysC 水平可以作为评估 CHF 心肾阳虚证患者 2 年生存率的重要生物学标志物。张蕾对 300 例 CHF 患者不同证型与 N 端脑钠肽前体（NT-proBNP）关系的研究结果显示，心肾阳虚证组 NT-proBNP 为（5 396.69±5 026.4）pg/ml，随着 NT-proBNP 水平增加，中医证型依次为心肺气虚<气阴两亏<心肾阳虚<气虚血瘀<阳虚水泛。NT-proBNP 水平的变化，提示 CHF 的病情严重程度的增加。

（2）心功能分级（NYHA）：段文慧等的研究显示，心功能Ⅳ级的患者以心肾阳虚、血瘀水停证为主。尹学凤对 CHF 不同证型与 NYHA 心功能分级之间关系的研究提示，不同证型与 NYHA 分级分布之间存在统计学意义（$P<0.01$），气虚血瘀证与痰饮阻肺证患者心功能多为Ⅲ级，比较差异无统计学意义（$P>0.05$）。阳虚水泛证患者多为心功能Ⅳ级，与气虚血瘀证组比较有统计学意义（$P<0.05$）。

（3）左室射血分数（LVEF）：是反映心室收缩功能的主要指标。赵金龙等的研究发现，LVEF 与 CHF 的中医证型间存在负相关性（$r=-0.679$，$P<0.001$），LVEF 按照心气虚、气虚血瘀、心肾阳虚逐级递减。

五、CHF 心肾阳虚证的现代中医治疗

中医学认为，心肾阳虚者，温阳为要法，阳气升，助气化，气化条达，则病理因素自除。现代中医对于 CHF 心肾阳虚证的治疗多采用中西医结合治疗方法，在西医的基础治疗上，加上具有温阳益气作用的中药汤剂或中成药。临床研究表明，中西医结合治疗 CHF 心肾阳虚证的疗效优于单纯西药治疗，且安全性良好。顾君等将 45 例 CHF 患者随机分为 2 组。对照组 23 例予常规西医治疗，利尿剂（呋塞米）、硝酸酯类（单硝酸异山梨醇酯）、β 受体阻滞剂（美托洛尔）及强心剂（地高辛），根据具体情况调整用药剂量；治疗组 22 例在常规西医治疗的基础上加用

鹿角方，鹿角片 9g，补骨脂 9g，淫羊藿 9g，茯苓 15g，山茱萸 9g，女贞子 9g，沉香 9g，当归 9g，每日 1 剂，浓煎至 100ml，分两次温服。随访 1 个月。结果：治疗组和对照组中医证候总有效率分别为 81.82% 和 52.17%，治疗组在改善中医症候方面疗效优于对照组（$P < 0.05$）。其次治疗组在降低 BNP、肾素（PRA）、血管紧张素 II，提高肌酐清除率（Ccr），改善 LVEF 方面均优于对照组（$P < 0.05$）。林思炜等用真武汤加减治疗 CHF 心肾阳虚型患者 50 例，结果显示治疗 12 周后真武汤组总有效率 82%。虽然对照组和真武汤组的中医症状积分、LVEF、生存质量评分在治疗后均较治疗前有所升高或下降，但真武汤组较对照组效果更显著。

六、CHF 心肾阳虚证治疗的名医经验

陈伯钧教授认为心气虚是 CHF 发病的根本原因，临床上治疗本证以八纲辨证与脏腑辨证相结合。对于 CHF 心气不足、阳虚水泛证，选方四逆汤合真武汤以温补心阳、利水救逆。四逆汤和真武汤均出自《伤寒论》，四逆汤回阳救逆，可治疗心肾阳衰厥证；真武汤温阳利水，一治太阳病汗后阳虚，二治少阴病阳虚水泛。周华教授应用心肾同治法治疗 CHF，以鹿角胶、红花、党参、黄芪、肉苁蓉、淫羊藿、女贞子、桂枝、炙甘草组方。方中肉苁蓉、淫羊藿温肾壮阳，以固心阳之本；鹿角胶、桂枝温心阳以振胸阳，益火消阴；桂枝、红花、党参、黄芪助血气通畅，贯通上下；甘草培补中焦，调和诸药。全方用药以治疗心肾为主，兼顾脾胃，并以痰瘀相关理论做指导，以温阳法作为大法，辅以益气、强心、利水等法。郭美珠等对于严世芸教授治疗 CHF 用药聚类分析的研究，总结出治疗 CHF 以益气温阳为第一要务。

七、总结

近年来，随着中医学对 CHF 的深入研究，根据其病机的发展特点可分为 3 个阶段：心气虚、心阳虚、心肾阳虚。心气虚是病理基础，心阳虚是疾病发展的标志，心肾阳虚则是疾病的重症阶段。对于 CHF 心肾阳虚型的病理生理基础研究，从早期的血流动力学，到后期的神经内分泌，发展到现在的心肌能量代谢方面。中医药通过辨证论治，对于 CHF 心肾阳虚型的治疗，临床疗效显著，除了根据辨证论治的经方验方外，也有不少学者从心肾综合征、心肾相交的理论出发，提出交通心肾的治疗原则，百家争鸣，但是缺乏多中心、大样本的临床调查。其次，虽然大量研究显示微观指标与证型间存在非线性关系，但目前暂无可作为心肾阳虚型诊断的金标准。因此，对于 CHF 心肾阳虚型的研究还有很多值得挖掘的方面，

探索中医学与现代医学结合治疗的最佳之路还是一个漫长的过程。

（《河北中医》2017 年第 39 卷第 9 期）

第六节 心律失常的中医辨证论治

心律失常是指心脏激动起源异常、心搏频率异常、节律异常及冲动传导异常等任何一项异常，可分为心动过速、心动过缓和心律不齐等，属于中医学"心悸""怔忡"等范畴。临床上一般多呈阵发性，每因情绪波动或劳累过度而发作，且常与失眠、健忘、眩晕、耳鸣等症并见，是临床常见症状之一，可以见于多种疾病，现结合笔者临床实践就中医对本病病因病机及辨证治疗的认识阐述如下。

一、病因病机

《内经》中即有关于心悸临床表现的描述和类似的记载，如《素问·举痛论》指出："惊则心无所倚，神无所归，虑无所定，故气乱矣。"《素问·平人气象论》说："乳之下，其动应衣，宗气泄也。"《素问·痹论》说："心痹者，脉不通，烦者心下鼓。"汉代张仲景在《伤寒杂病论》中首立心悸之病名，并对它的发病原因做了扼要的叙述，认为主要原因是由惊扰、水饮、虚劳和汗后受邪等因素引起，较为系统地阐述了心悸的辨证论治。《医林改错》则认为瘀血内阻也可导致心悸怔忡。从临床实践总体概括起来不外虚实两端。

实证：包括水饮、痰热、实热、瘀血内阻。①水饮："凡食少饮多，水停心下，甚者则悸""伤寒厥而心悸，宜先治水"。其指脾肾阳虚，不能蒸化水液，停聚为饮，饮邪上犯，心阳被郁，因而引起心悸。②痰热：《伤寒论》中"少阴病，四逆，其人或咳、或悸……"指少阴枢机不利，阳气郁遏，痰湿化热，不能透达，痰热扰及心神，心气不利而为悸。③实热：热扰心神，心神不宁而为悸。④瘀血内阻：心阳不振，血液运行不畅或由痹证发展，久之形成瘀血内停，营血运行不畅，从而引起心悸、怔忡。

虚证：乃为气血阴阳不足所致。①心血不足：《丹溪心法》指出"怔忡者血虚，怔忡无时，血少者多"。《证治汇补·惊悸怔忡》曰："人之所主者心，心之所养者血，心血一虚，神气失守，神去则舍空，舍空则郁而停痰，痰居心位，此惊悸之所以肇端也。"阴血亏损，心所失养，不能藏神，故神不安而志不宁。②阴虚火旺：

久病体虚,肾水素亏,水不济火,虚火妄动,上扰心神。《素问玄机原病式·火类》指出"水衰火旺而扰火之动也,故心胸躁动,谓之怔忡",很好地说明了阴虚火旺导致心悸的病机。③心虚胆怯:《济生方·惊悸论治》指出:"惊悸者,心虚胆怯之所致也……或因事有所惊,或闻巨响,或见异相,登高涉险,惊忤心神,气与涎郁,遂使惊悸。"其即指出心虚胆怯所致之心悸。

此外,如大怒伤肝,大恐伤肾,怒则气逆,恐则精却,阴虚于下,或逆于上,亦能撼动心神,而发惊悸。

临床上虚实之间可以相互转化,表现多为本虚标实,虚实夹杂,颇难截分。虚者多为气、血、阴、阳亏损,使心失所养,而致心悸;实者多由痰火扰心,水饮上凌或心血瘀阻,气血运行不畅所引起。实证日久,正气亏耗,可分别兼见气血阴阳之亏损,而虚证则又往往兼见实象。

心悸之症除了虚实之外,与脏腑关系密切。

心悸的病位在心,但其与肝、脾、肾等脏密切相关。心主血,脾统血,若脾气虚弱,运化失职,气血生化乏源,可致血虚而心无所主;心肾相交,水火既济才能维持正常生理,若心肾不交,水火失济或肾水上凌于心,则必致心悸不宁。《景岳全书》曰:"凡治怔忡惊恐者,虽有心、脾、肝、肾之分,然阳统乎阴,心本于肾,所以上不宁者,未有不由乎下,心气虚者,未有不由乎精。""命门水亏则壮水育阴而法乎左归,命门火衰宜扶阳益火而取右归,若气血大坏,阴精亏损者,应益气生精而从大补元煎,三法鼎足而立,别开益精固本生面。"肝者,心之母也,母病可以及子,母虚则子亦虚;子病亦可及母,子乱则母亦乱。《金匮真言》中云:"惊有二证,有因病而惊者,有因惊而病者,如东方色青,入通于肝,其病发惊骇。因惊而病,惊则气乱而心无所倚,神无所归,虑无所定,是宜安养心神。"临床上,心悸日久,忧思太过,久之可致肝气不疏,气郁生热,郁热耗伤气阴,致心之气阴愈加虚损,心气不宁。中医理论还认为心律失常是心脏经气逆乱、太过不及的表现,阴不胜阳则脉来太过,阳不胜阴则脉来不及,阴阳偏盛而影响心律。中老年人肾气渐衰,阳虚不能鼓舞心阳,致心气不足,心阳不振,气血运行不畅,导致气滞血瘀,心阳失运,心脉阻。《辨证录》中提出:"人有得怔忡之症者,一遇拂情之事,或听逆耳之言,便觉心气怦怦上冲,有不能自主之势,似烦而非烦,似晕而非晕,人以为心虚之故也,然而心虚由于肝虚,补心必须补肝。"这些均明确指出了心悸的发生与各脏腑之间有着密切的关系。

二、辨证论治

心悸的辨证要点是首辨虚实,次辨脏腑,再辨兼杂病症。心悸可由多种病因引起，临证可结合现代医学知识，按病加减，如兼外感的应疏散风寒或疏解风热，以祛时邪，脾胃湿热以清热利湿；有因惊恐而致的则以宁心定志安神；有伴咽痛不适的解毒利咽；有伴大便不通，肠有燥结的以润燥通便等；总之，抓住病机关键，对因治疗。

随着现代生活节奏的加快，心悸（心律失常）已是临床常见的心血管疾病，西药治疗有一定疗效，但长期服用西药会出现疗效减退，甚至产生毒副作用。运用中医理论的整体观念，辨证论治，可掌握心悸发生发展规律，认清病变深浅，悉知病情轻重，预测疾病转归。汉代张仲景为心悸的辨证论治奠定了理论基础，后世医家在此基础上发展、丰富了心悸的辨证体系。从中医学理论分析，邪实是病机的一个重要方面，病邪性质不同，疾病的临床表现、预后转归均有差异。临证时要详细询问心悸发生的原因及诱因，辨别邪气的性质，同时也要分辨心悸与脏腑的关系。总之，要辨证准确，抓住病机关键，对因治疗，既有辨证论治，又不为证型分类所限，注意伴随症状，随证加减，从气血阴阳及五脏的根本变化而治，疗效确切，可以提高患者的生存质量及减少终末事件的发生率，取得较好疗效。

（《中国中西医结合急救杂志》2011 年第 18 卷第 4 期）

第七节　急性心肌梗死舌象变化规律分析

舌诊，是中医学望诊之一。通过对患者舌苔及舌质的观察，可以从中获得有关患者脏腑气血病变的信息，为辨证治疗提供依据。

一、舌苔的变化

薄白苔：急性心肌梗死早期出现薄白苔往往兼紫暗舌，多为气虚血瘀所致，属本虚标实，此时合并症较少。治宜益气活血。选用黄芪、党参、黄精、丹参、红花、赤芍等药物治疗。

白腻苔：急性心肌梗死出现白腻苔，为气虚血瘀夹有痰湿，或气虚阳衰、湿浊内蕴。治宜益气活血，佐以化浊之品，或温阳益气，化湿活络。常选用参苓白术散伍用化瘀通络之品。

黄腻苔：急性心肌梗死出现黄腻苔，为气虚血瘀夹有痰浊，或心阳虚脱、湿热痰浊内阻，其合并症较多，常伴喘憋痰多，大便秘结。治宜泻热化浊，佐以益气活络。一般选用调胃承气汤或加味保和丸伍以益气活络之品。

薄黄苔：急性心肌梗死出现薄黄苔，多为气机郁滞，胸阳痹阻，心脉凝滞，郁而化热所致。治宜通阳宣痹，理气活络为法。常用小陷胸汤加减。

黑苔：急性心肌梗死出现黑苔，多为脏腑气衰、阴阳离绝，多有严重并发症出现，治宜回阳救逆等法。常用四逆汤、保元汤加减。

二、舌质的变化

舌质淡或暗淡、胖大有齿痕：急性心肌梗死发病过程中，出现淡或暗淡，或肥大齿痕舌为心肾阳虚、命门火衰、阳气欲脱之危候。治宜回阳救逆，扶正固本，方用参附汤、生脉饮之类。

舌质暗红无苔：急性心肌梗死出现暗红无苔舌，为气阴两虚，津液不足，常伴细数脉。治宜益气养阴，方用生脉饮加减。

舌质淡，有瘀斑：急性心肌梗死时出现舌质淡、有瘀斑，为阳气虚衰，瘀血阻络之候。治宜益气温阳、活血通络，方用参附之辈伍活瘀通络之品。

舌质红，有瘀斑：急性心肌梗死出现此舌象，为阴血不足，虚热内生，心脉失于濡养，血行瘀滞之候。治当滋阴养血活络。

三、讨论

急性心肌梗死的病理性质是以虚为本，因虚致实，虚乃为脏腑功能低下，常以气虚为主，由气及阳，亦可产生阳虚，若阳虚失其温煦，气化不利，水湿不化，湿浊内生，湿郁化热。本病病位虽在心，但涉及肺、肝、脾、肾诸脏，所以，临床上往往见证复杂，舌苔、舌质变化错综。但在急性心肌梗死发病过程中，舌象改变有一定的特征及演变规律。一般而言，舌象由薄→腻→黄→黑为逆，由黑→黄→腻→薄为顺，薄白苔多见于急性心肌梗死的早期或恢复期，病程中始终为薄白苔者，一般病情轻，合并症少、预后良好。如舌苔黄腻持续不退，或转变为黑苔，多提示病情重、预后差。

舌为心之苗，能直接反映心之病变，因此，在急性心肌梗死时，舌诊具有更重要的临床意义。

（《辽宁中医学院学报》2003 年第 5 卷第 2 期）

第八节　健脾活血化痰法治疗颈动脉斑块探析

随着我国冠心病及脑血管疾病的发病率逐年增高，作为心脑血管发病的重要因素——颈动脉粥样硬化越来越受到国内外专业人士的重视。动脉粥样硬化系全身性病变，颈动脉作为动脉粥样硬化的好发部位，因颈动脉位置表浅且运动较少，此处的斑块比较容易检测，它可作为反映全身动脉粥样硬化病变程度的一个窗口，并可作为预测发生心脑血管疾病的证据之一。国外已有报道颈动脉硬化及斑块是脑梗死最重要的危险因素。有文献报道，85%的卒中为缺血性，而 25%缺血性卒中是由颈动脉疾病引起。有研究表明，颈动脉内膜-中膜厚度每增加 0.1mm，相应的心肌梗死危险增加 10%～15%，卒中危险增加 13%～18%。因而，如何有效地控制或逆转斑块的形成已成为心脑血管疾病预防与治疗的重点之一。

目前很多医生认为，他汀类联合阿司匹林能降低颈动脉不稳定斑块的发生率，从而使脑梗死的复发率下降。但阿司匹林的不良反应极多，如胃肠道损伤、肝肾毒性、心脏毒性、阿司匹林哮喘等，且他汀类药物也可导致肝酶升高和横纹肌溶解。此外，由于导致颈动脉斑块发生的因素很多，而其确切发生机制也一直未能在国际上达成共识。甚至许多专家认为，颈动脉稳定型斑块致颈动脉狭窄 70%以下是不需要治疗的，而 70%以上则考虑手术治疗。然而鉴于中药治疗在活血、通络、降脂方面的独特优势，中医药治疗在稳定动脉斑块方面大有作为。

一、病因病机探讨

颈动脉斑块是颈动脉粥样硬化的表现，受到各种因素的影响，动脉壁变厚逐渐失去弹性，内膜下脂质沉积，并出现平滑肌细胞和纤维基质成分的增殖，逐步发展形成动脉粥样硬化斑块。颈动脉斑块在中医经典文献中并无相关论述，但结合其成因与病理特点，在中医学中可归于有形可见的病理产物。

在当代中医研究中，刘鹏业等认为颈动脉斑块的形成与"痰浊""瘀血""气滞"有关，其中与"瘀血"的关系最为密切。文秀华等认为中医体质与颈动脉斑块的形成具有某种程度上的相关性，即痰湿、瘀血、阳虚体质的人群易患颈动脉斑块。很多医家根据其病理特点，支持将颈动脉斑块责之于"痰""瘀"两种病理产物，属于中医学"血瘀证""痰证"等的范畴。"痰"往往是因脏腑功能失调，气化不利，水液代谢障碍，水液停聚所成；"瘀"的形成则责之于血液停积。"痰""瘀"停滞，有形可见，固定不移，与中医学"积聚"之"积证"病机相同。丁元庆更将颈动脉斑块命名为"人迎脉积"。进一步探求"痰""瘀"的成因，脾虚为其根本。《景岳全书·杂证谟》指出："盖痰涎之化，本由水谷，使果脾强胃健。如少壮者流。则随食随化，皆成血气，焉得留而为痰？惟其不能尽化，而十留一二，则一二为痰矣；十留三四，则三四为痰矣；甚至留其七八，则但见血气日削，而痰涎日多矣。此其故正以元气不能运化，愈虚则痰愈盛也。"可见脾健则无生痰之源。而清代沈明宗在《张仲景金匮要略》中说："五脏六腑之血，全赖脾气统摄。"显而易见，"健脾"在痰瘀的治疗中有着相当重要的作用，故而颈动脉斑块的中医治疗也应围绕"健脾""活血""化痰"共同展开。

二、治则治法分类

近年来，随着对颈动脉斑块的中医药治疗的逐渐重视，许多中医同仁都探寻了各自有效的治疗方案。虽各家方药各有不同，但绝大部分的治疗思路都是围绕健脾活血化痰而展开的，可见颈动脉斑块中医治则的大方向是可以取得共识的。对于"活血""化痰""健脾"三大法的侧重点，各医家众说纷纭，但笔者认为颈动脉斑块的治疗不同于单纯颈动脉硬化的治疗，应以治标为主，且将治本贯穿始终。

（一）活血化瘀为首重

颈动脉斑块由瘀所致，且与栓塞性疾病关系密切，故而活血化瘀通络是治疗颈动脉斑块的重中之重。钱少兵发现失笑散联合辛伐他汀治疗颈动脉斑块比单纯应用辛伐他汀治疗能更有效地降低同型半胱氨酸、低密度脂蛋白、总胆固醇水平，同时达到改善颈动脉狭窄率的目的。谢显友通过观察自拟通络愈风汤治疗伴颈动脉斑块的脑梗死的临床疗效发现，采用活血化瘀辅以健脾祛痰思路构方的通络愈风汤对于颈动脉斑块有良好疗效。赵登科在研究中发现理气活瘀化痰汤治疗颈动脉斑块疗效可靠，且药物不良反应小。

（二）兼顾化痰散结

此外，颈动脉斑块本身是为"痰结"，久阻脉中，血行不畅而致痰瘀互结，其治疗也应兼顾化痰散结。陆建辉等采用理气化痰为主，辅以活血健脾的治疗思维，在西药常规治疗的基础上加用中药调脂汤治疗高血压颈动脉斑块，结果发现中西药联合应用比单纯西药常规治疗效果更为明显。高智深认为风痰上扰是颈动脉斑块形成的主要成因，且风痰上扰多兼血瘀证，故以加味半夏白术天麻汤治疗颈动脉斑块形成，在临床上亦取得了满意疗效。杜文婷等采用瓜蒌薤白半夏汤为基础方，加以活血、健脾益气之品组成芪蒌颗粒针对 CHF 合并颈动脉斑块的患者进行治疗，结果发现此方在有效治疗 CHF 的同时，对于抗动脉粥样硬化、斑块形成亦有显著疗效。于晓明发现具有清热化痰、活血化瘀功效的消斑汤具有稳定颈动脉斑块，降低血清同型半胱氨酸和超敏 C 反应蛋白的作用。许凌之认为痰湿证是动脉粥样硬化的主要证型，潘雪等根据中医体质辨识为依据，以清热利湿为治则，采用三仁汤加减治疗颈动脉斑块，取得满意疗效。

（三）健脾治本贯穿始终

颈动脉斑块是一种慢性疾病，故而治疗上切不可忽视治本，健脾益气之法当贯穿始终。脾主运化水液、统血摄血，为全身气机之枢纽，维护脾的正常生理功能才能更好地配合理气化痰、活血化瘀，使"气顺则一身之津液亦随气而顺""气行则血行"，绝生痰、成瘀之源则斑块渐消。刘桂伶等采用补阳还五汤治疗颈动脉斑块，总有效率高达 93.3%。梁文坚等采用健脾益气辅以化痰祛瘀之法治疗颈动脉斑块，发现此法不仅对于颈动脉斑块有不错疗效，同时对于改善患者总胆固醇、三酰甘油、低密度脂蛋白亦有显著作用。黄锡亮等通过健脾益气养血辅以活血化瘀的方法，采用三参通脉合剂治疗颈动脉斑块。结果显示三参通脉合剂能改善血脂异常情况，有效逆转高脂血症患者动脉粥样硬化、斑块形成的病理进程。刘鹏业等重用黄芪，辅以活血之品治疗动脉斑块，使血脂、无活性的血栓素 B_2、6-酮-前列腺 $F_1\alpha$、动脉斑块数量及积分均有明显改善，从而达到延缓动脉粥样硬化形成、降低心脑血管疾病发生率的目的。

结合中医学"整体论治、标本兼顾"的治疗思想，颈动脉斑块"活血化痰"以治标，"健脾益气"以治本，治标为重而兼顾治本的治疗大法跃然纸上。

三、常用药物举例

从实际用药来看，在颈动脉斑块的治疗中使用频率较高，被广泛认可的几种药物也大多属于活血化瘀、化痰利水与健脾益气药。

（一）活血化瘀药物

针对颈动脉斑块形成机制中"瘀"的产生，活血化瘀药物当然是必不可少的，此类药物善走散通行，能畅通血行，消散瘀血，是斑块治疗中必不可少的一环。但不同于其他血瘀证常用红花、当归、桃仁等药物，在颈动脉斑块的治疗中，更多的则是应用水蛭为代表的虫类活血化瘀药物及行气活血的川芎，而红花、丹参等常用的植物类活血化瘀药物则退居二线。

1. 水蛭　活血药物中以水蛭为首的虫蚁之品因其搜剔经络的独有特点获得众多医家的一致认可。水蛭归肝经，能破血、逐瘀、通经，对于癥瘕痞块、血瘀经络效果极佳，且相较于蜈蚣、全蝎等同类药物，其价格更适合临床普及，故而在颈动脉斑块的中药治疗中，其重要地位难以动摇。而现代药理研究发现，水蛭中所含的肝素、抗凝血酶、水蛭素能有效降低全血黏度、抑制血小板聚集、抑制血栓形成。最新的一项 Meta 分析也表明，含水蛭素的中成药在颈动脉斑块治疗上的效果优于他汀类药物，且不增加不良事件的发生率。

2. 川芎　归肝、胆、心包经，擅活血行气，祛风止痛，古之医家称其为"血中气药"。在颈动脉斑块的治疗中，因其既可行血散瘀，又能通达气血，补而不滞，故而被诸多医家所推崇。现代药理证明，川芎中的主要成分川芎嗪可有效延长血小板凝聚时间，对已聚集的血小板有解聚作用，并可提高红细胞和血小板表面电荷，降低血黏度，改善血液流变学，此外川芎嗪还具有尿激酶作用，可直接激活纤溶酶原。

（二）化痰利水药物

此类药物实际分为化痰药与利水渗湿药两种，但结合中医理论，无论有形之痰还是无形之痰均因湿邪为患停聚而成，此类药物常联合使用，故而本文将它们归于一类论述。颈动脉斑块的临床治疗中，半夏、瓜蒌既可化痰又兼散结之功效，而成为翘楚，此外，茯苓、泽泻、泽兰则是利水药物中最常被使用的。

1. 半夏　也许是颈动脉斑块的中医治疗中最受争议的药物之一，其燥湿力强，有毒，不宜久服，但尽管如此半夏在颈动脉斑块的临床治疗中仍被众多医家所青睐。半夏归脾、胃、肺经，有燥湿化痰、降逆止呕、消痞散结之功效。半夏因其化痰散结的显著作用在斑块的治疗中被广泛使用，在被许多医家证明对于颈动脉斑块有效的验方中也多有应用。但从临床药理研究着手，却发现半夏既有凝血作用，又有抗凝作用，却并未证实对抗斑块形成具有积极意义，又因其药物有一定毒性，故而争议不断。

2. 瓜蒌皮　归肺、胃经，具有润肺化痰、利气宽胸散结的功效，其利气化痰散结的作用对于颈动脉斑块的抑制及消退有良好效果。但因其味苦性寒，故而在临床辨证施治中众多医家常配以黄芪等甘温益气之品。从药理作用分析，瓜蒌皮具有降低胆固醇、扩张外周微血管、抑制血小板聚集的作用，并能改善脂代谢、抑制脂质过氧化及抑制血栓形成。

3. 茯苓　归心、肺、脾、肾经，具有利水渗湿、健脾宁心之功效，其味甘淡，性平和，既能助黄芪、白术等药物健脾益气，又可清利水湿，在颈动脉斑块的临床治疗中可谓标本兼顾。从药理作用分析，茯苓中所含有的茯苓多糖、茯苓糖、茯苓酸等成分具有抗机体衰老、促进细胞分裂、抗菌、抗炎、抗肿瘤、抗畸变的作用。

（三）健脾益气药物

健脾益气药物在颈动脉斑块的治疗中侧重于治本，使气行则血行而不瘀，脾健而绝生痰之源，斑块渐消。此类药物性味多甘温或甘平，在临床治疗中最常见的为黄芪、白术，此外，党参、山药、甘草亦被诸多医家应用于颈动脉斑块的治疗中，并常配以理气药物以防药性壅滞而致中满。

1. 黄芪 此类药物中，黄芪绝对是被众多医家所一致推崇的。黄芪古有"补药之长"之称，归肺、脾经，能益气固表、利尿、托毒、生肌。在颈动脉斑块及动脉硬化的临床治疗中，黄芪常可与活血祛瘀通络药如当归、川芎、桃仁、红花、地龙等配伍，共奏益气活血、通络利痹之功效。现代药理研究表明，黄芪可使细胞的生理代谢增强，这可能是通过细胞内 cAMP、cGMP 的调节作用来完成的。黄芪还能促进血清和肝脏的蛋白质更新，对蛋白质代谢有促进作用，并能显著降低家兔血液流变学指标。此外黄芪中的主要有效成分黄芪多糖、黄芪皂苷、黄芪黄酮类物质均有清除自由基，改善组织缺血-再灌注损伤的作用，并减轻脂质过氧化损伤，提高 SOD 活性，明显改善细胞活力。

2. 白术 归脾、胃经，能健脾益气，燥湿利水。白术药性略偏和缓，炒用更能和胃，减少活血通络药物对胃肠道的刺激，结合颈动脉斑块慢性疾病的特点，患者以中老年为主，长期服药更应顾护胃气，白术此方面的优势突出。从药理作用分析，白术具有显著的抗血小板聚集、稳定血糖、调节免疫、保护肝脏的作用，这些恰巧契合了颈动脉斑块的预防与治疗原则。

四、病案举隅

叶某，男，56岁，既往体健，有少量饮酒史，无吸烟等其他不良嗜好，2015年10月外院体检发现颈动脉斑块，颈动脉超声提示，两侧颈动脉分叉处多发软斑形成，右侧最大者 6.5mm×1.6mm，左侧最大者 6.8mm×1.9mm，血脂示 TC 5.41mmol/L，TG 1.26mmol/L，HDL 1.7mmol/L，LDL 3.39mmol/L，肝功能正常，因其父母均有他汀类肝损史，故拒绝西药治疗，来我院寻求中医治疗，当时症见易感疲乏，无头晕头痛，纳谷不香，二便、夜寐均正常，舌淡红，舌体胖，苔薄腻，脉细滑，体格检查无特殊。予以我科颈动脉斑块协定方——健脾通脉汤（黄芪 15g，白术 15g，茯苓 15g，川芎 18g，瓜蒌皮 9g，水蛭 6g，山楂 15g，荷叶 9g，葛根 30g，谷芽 30g），服药 2 周后患者无不适，此后长期家属代诊配药。连续服药 5 个月后，2016 年 3 月，患者来院复诊，疲乏感消失，胃纳好转，复查颈动脉超声提示左侧颈动脉分叉处软斑，大小 5.3mm×1.7mm，狭窄率<50%，右侧颈动脉分叉处内膜增厚，约 1.4mm，血脂示 TC 3.53mmol/L，TG 0.85mmol/L，HDL 1.4mmol/L，LDL 1.88mmol/L，肝功能正常。

按语： 健脾通脉汤中取黄芪、白术益气健脾为君药；茯苓健脾化痰，川芎行气活血，瓜蒌皮行气化痰，水蛭祛瘀通经共为臣药；山楂健脾和胃消食、活血化瘀，荷叶升发脾阳，谷芽健脾消食，葛根鼓舞脾胃阳气共为佐药。该患者易感疲乏，纳谷不香，舌淡红，舌体胖，苔薄腻，脉细滑均为脾气亏虚之佐证，脾虚则痰生，气虚则血行不利而成瘀，痰瘀互结发为软斑，诸药相合，使脾气复健，统摄血液，运化水湿，血随气行，气行则湿去，痰瘀渐去则斑块渐消。

五、总结

中医学历史悠久，博大精深，站在前辈的肩膀上，我们早早意识到了疾病当需整体论治、辨证施治，从而促使了健脾活血化痰法在颈动脉斑块治疗中的广泛应用，而且最近的西医研究亦发现颈动脉斑块的生成与消化系统疾病有关。2015 年多篇报道均阐述了幽门螺杆菌感染这种看似与颈动脉斑块生成毫无关系的疾病其实亦导致了颈动脉斑块的检出率及不稳定率的提高。今将诸多医家应用健脾化痰活血法治疗颈动脉斑块的经验稍加归纳总结，并附上个人临床治疗病案，希冀抛砖引玉，为各位同仁治疗颈动脉斑块提供思路。

（《现代中医药》2016 年第 36 卷第 6 期）

第九节　健脾通脉汤干预颈动脉斑块疗效观察

随着人口老龄化程度的不断增加，动脉粥样硬化（atherosclerosis，AS）所引起的心脑血管病发病率居高不下且逐年递增，目前已成为全球人口死亡的首位原因。而动脉粥样硬化系全身性病变，颈动脉作为动脉粥样硬化的好发部位，因颈动脉位置表浅且运动较少，此处的斑块比较容易检测，它可作为反映全身动脉粥样硬化病变程度的一个窗口，并可作为预测发生心脑血管疾病的证据之一。有研究表明，颈动脉内膜-中膜厚度每增加 0.1mm，相应的心肌梗死危险增加 10%～15%，卒中危险增加 13%～18%，故而如何有效地控制或逆转斑块的形成已成为心脑血管疾病预防与治疗的重点之一。本课题在上海市长宁区天山中医医院内科长期临床经验总结的基础上，采用健脾通脉汤干预颈动脉斑块，并观察受试者的斑块及血脂变化。

一、资料与方法

（一）一般资料

结合上海市长宁区天山中医医院内科门诊实际情况，从 2015 年 1 月到 2016 年 12 月就诊的患者中选取符合纳入标准的颈动脉斑块患者 60 例，按随机数字表法分为治疗组与对照组各 30 例。试验过程中，60 例受试者全部完成全程试验，治疗组 30 例，平均年龄（59.93 ± 6.22）岁，其中男性受试者 17 例，女性 13 例；对照组 30 例，平均年龄（61.30 ± 6.64）岁，其中男性受试者 19 例，女性 11 例。两组患者平均年龄（表 2-1）、性别分布（表 2-2）、低密度脂蛋白（LDL）、总胆固醇（TC）、肌酐（Scr）、中医证候积分、Crouse 积分、不稳定斑块数、三酰甘油（TG）、肌酸激酶（CK）、谷丙转氨酶（ALT）及谷草转氨酶（AST）无明显统计学差异（$P > 0.05$），具有可比性。

表 2-1　两组患者年龄资料的比较

组别	n	年龄（岁）	
		均数（$\bar{x}$）	标准差（s）
治疗组	30	59.93	6.22
对照组	30	61.30	6.64
t		−0.823	
P		0.414	

表 3-2　两组患者性别资料的比较

组别	性别	
	男	女
治疗组	17	13
对照组	19	11

续表

组别	性别	
	男	女
卡方值	0.278	
P	0.598	

（二）西医诊断标准

颈动脉斑块诊断标准：颈动脉内膜-中膜厚度（carotid intima media thickness，IMT）≥1.0mm，为颈动脉粥样硬化；IMT≥1.3mm并突向管腔视为斑块形成。

稳定型斑块：①硬斑，即超声提示强回声斑块，部分可伴有声影；②扁平斑，即超声提示局部轻微隆起、增厚、表面光滑，呈均匀的低回声。

不稳定型斑块：①软斑，斑块突出于管腔，形状多不规则，呈低回声；②混合斑，其内为多个低回声及强回声混杂。

（三）中医辨证分型标准

参照《中华人民共和国中医药行业标准》、2002年版《中药新药临床研究指导原则》及《中医临床诊疗术语国家标准（证候部分）》制定的脾气亏虚、痰瘀互结证的诊断标准如下。

主症：头晕或头痛，神疲乏力，口中黏腻，纳谷不香。次症：头皮麻木，肢体麻木，完谷不化，胸闷心悸，腹胀，肢体困重，便溏。舌脉：舌暗淡，苔腻，脉滑或沉细。凡符合主症2项以上（包括2项）及次症2项以上（包括2项），参考舌脉即可辨为该证型。

（四）纳入和排除标准

1. 纳入标准　①符合颈动脉斑块西医诊断标准；②符合中医脾气亏虚、痰瘀互结证辨证分型标准；③年龄45～70岁；④受试者或监护人签署知情同意书。

2. 排除标准　①严重肝肾功能不全，心、肺及造血系统严重疾病或其他急性病发病期间；②妊娠、准备妊娠或哺乳期妇女、精神病患者等；③过敏体质及对多种药物过敏，或对本药任一成分过敏者；④颈动脉狭窄＞70%者。

3. 病例脱落和中止试验标准　观察对象依从性差或中途自行退出，影响对有效性的评价者；因其他各种原因疗程未结束退出试验，失访或死亡的病例；试验过程中发生并发症、严重不良反应事件，无法继续试验者。

（五）治疗方法

对照组：给予辛伐他汀 20mg，每晚 1 次，口服，阿司匹林肠溶片 100mg，每晚 1 次，口服。治疗组：给予健脾通脉汤（黄芪 15g，白术 15g，茯苓 15g，川芎 18g，瓜蒌皮 9g，水蛭 6g，山楂 15g，荷叶 9g，葛根 30g，谷芽 30g），每日 1 剂，水煎 400ml，分 2 次温服。两组均治疗 3 个月。

（六）观察指标及方法

1. **颈动脉斑块检测** 治疗前后各对患者进行一次颈动脉超声检查。采用彩色超声检测，使用 5~12MHz 频率线阵探头，受试者取仰卧位，双肩垫高，头转向检查对侧，充分暴露检查一侧的颈部。首先做横向探测，将探头置于颈根部向头侧移动，然后，取颈前侧位做纵向探测，从颈根部沿颈总动脉血管长轴做纵向扫查，越过膨大部分别显示颈内及颈外动脉长轴，必要时，加用颈后侧位纵向探测。分别检测双侧颈总动脉、颈内动脉颅外段及颈外动脉粥样硬化斑块的数量，计算 Crouse 积分（颈动脉粥样硬化斑块 Crouse 积分法。将 IMT≥1.3mm 定为斑块形成，不考虑各个斑块的长度，而将各个孤立性斑块的最大厚度相加，得到两侧颈动脉粥样硬化斑块积分之和，即为其斑块总积分），并分别记录总斑块数及不稳定斑块数。

2. **血液生化指标检测** 所有受试者于治疗前后，各抽取一次空腹 12 小时静脉血，全自动生化分析仪测定三酰甘油、低密度脂蛋白、总胆固醇。

3. **中医证候评价** 参考《中华人民共和国中医药行业标准》、2002 年版《中药新药临床研究指导原则》及《中医临床诊疗术语国家标准（证候部分）》，按主症、次症预先拟定中医症状积分表。主症：头晕或头痛，神疲乏力，口中黏腻，纳谷不香，按症状无、轻、中、重分别计 0、2、4、6 分。次症：头皮麻木，肢体麻木，完谷不化，胸闷心悸，腹胀，肢体困重，便溏，按症状无、轻、中、重分别计 0、1、2、3 分。中医症状积分计算公式：（治疗前积分–治疗后积分）/治疗前积分×100%。中医证候疗效判定标准为显效：症状完全消失或积分减少≥60%；有效：症状明显好转，积分减少≥30%；无效：症状加重、无好转或好转不明显，积分减少小于 30%。

4. **安全性指标及方法** 所有受试者于治疗前后，在取空腹 12 小时静脉血行血脂检测的同时，全自动生化分析仪测定肌酐、肌酸激酶、谷丙转氨酶及谷草转氨酶。

5. **统计分析方法** 采用 SPSS 18.0 软件进行统计分析，计量资料以均数±标准差（$\bar{x} \pm s$）表示，组间比较采用 t 检验，等级资料比较使用非参数秩和检验进行；以 $P < 0.05$ 为差异有统计学意义。

二、结果

（一）两组治疗前后颈动脉斑块的比较

1. 两组治疗前后 Crouse 积分比较　与治疗前比较，治疗组受试者予健脾通脉汤治疗 3 个月后，Crouse 积分明显降低（$P<0.001$），而对照组受试者经纯西医治疗后，Crouse 积分略有升高（$P=0.490$，$P>0.05$），而两组治疗后的组间比较提示两组治疗效果差异具有统计学意义（$P=0.022$，$P<0.05$）（表 2-3）。可见在 3 个月的短期治疗后，健脾通脉汤对于斑块 Crouse 积分的改善是有效的，其效果优于辛伐他汀联合阿司匹林肠溶片的常规治疗方案。

表 2-3　两组治疗前后 Crouse 积分比较$[M(P_{25}, P_{75})]$

组别	n	治疗前	治疗后	组内比较	
				Z	P
治疗组	30	2.40（1.78，3.73）	2.20（1.48，3.03）	−4.335	<0.001
对照组	30	2.55（1.68，4.20）	2.60（1.68，4.43）	−0.690	0.490
组间比较	Z	−0.289	−1.221		
	P	0.773	0.022		

2. 两组治疗前后不稳定斑块数比较　与治疗前比较，两组受试者治疗 3 个月后，不稳定斑块数的减少均无统计学意义（$P_{治疗}=0.083$、$P_{对照}=0.317$，$P>0.05$），两组在治疗后的组间比较亦无统计学意义（$P=0.160$，$P>0.05$）（表 2-4）。目前考虑在 3 个月的短期治疗后，中西医两种治疗方式对于受试者不稳定斑块数的效果均不明显。

表 2-4　两组治疗前后不稳定斑块数比较$[M(P_{25}, P_{75})]$

组别	n	治疗前	治疗后	组内比较	
				Z	P
治疗组	30	0.50（0.00，1.00）	0.00（0.00，1.00）	−1.732	0.083
对照组	30	1.00（0.00，1.25）	1.00（0.00，1.25）	−1.000	0.317
组间比较	Z	−0.749	−1.404		
	P	0.773	0.160		

（二）两组治疗前后血脂的比较

1. **两组治疗前后三酰甘油（TG）比较** 与治疗前比较，两组受试者经过 3 个月的治疗后，三酰甘油的改变均无统计学意义（ $P_{治疗}=0.136$ 、 $P_{对照}=0.363$ ， $P>0.05$ ），两组受试者的三酰甘油组间比较亦无统计学意义（ $P=0.090$ ， $P>0.05$ ）（表 2-5）。说明经过 3 个月的短期治疗，中西医两种治疗方式对受试者三酰甘油的改善均不明显。

表 2-5 两组治疗前后三酰甘油（TG）比较[M （ P_{25} ， P_{75} ）]

组别	n	治疗前（mmol/L）	治疗后（mmol/L）	组内比较	
				Z	P
治疗组	30	1.59（1.28，2.14）	1.74（1.06，2.41）	−1.491	0.136
对照组	30	1.75（1.28，2.32）	2.10（1.50，2.58）	−0.909	0.363
组间比较 Z		−0.525	−1.693		
P		0.600	0.090		

2. **两组治疗前后低密度脂蛋白（LDL）比较** 与治疗前比较，两组受试者经过 3 个月的治疗后，低密度脂蛋白的改变均具有统计学意义（ $P_{治疗}=0.001$ 、 $P_{对照}=0.002$ ， $P<0.05$ ），但治疗后两组受试者的低密度脂蛋白的组间比较无统计学意义（ $P=0.068$ ， $P>0.05$ ）（表 2-6）。说明经过 3 个月的短期治疗，健脾通脉汤对受试者低密度脂蛋白的改善情况与常规西药治疗疗效相当。

表 2-6 两组治疗前后低密度脂蛋白（LDL）比较[M （ P_{25} ， P_{75} ）]

组别	n	治疗前（mmol/L）	治疗后（mmol/L）	组内比较	
				Z	P
治疗组	30	2.97（2.24，3.25）	2.29（1.96，2.68）	−3.466	0.001
对照组	30	3.14（2.34，3.76）	2.72（2.17，3.30）	−3.104	0.002
组间比较 Z		−0.606	−1.826		
P		0.544	0.068		

3. **两组治疗前后总胆固醇（TC）比较** 与治疗前比较，两组受试者经过 3 个月的治疗后，总胆固醇的改变均具有统计学意义（ $P_{治疗}<0.001$ 、 $P_{对照}=0.007$ ， $P<0.05$ ），但治疗后两组受试者的总胆固醇的组间比较无统计学意义（ $P=0.166$ ， $P>0.05$ ）（表 2-7）。说明经过 3 个月的短期治疗，健脾通脉汤对受试者总胆固醇的改

善情况与常规西药治疗疗效相当。

表2-7　两组治疗前后总胆固醇（TC）比较（$\bar{x} \pm s$）

组别	n	治疗前（mmol/L）	治疗后（mmol/L）	组内比较	
				t	P
治疗组	30	4.95 ± 1.14	4.26 ± 1.03	5.000	<0.001
对照组	30	4.88 ± 1.12	4.62 ± 0.97	2.922	0.007
组间比较	t	0.241	−1.401		
	P	0.811	0.166		

（三）两组治疗前后中医证候疾疗效比较

治疗后，对两组中医证候疗效进行评价，治疗组显效 7 例（占组别总数 23.3%），有效 14 例（占组别总数 46.7%），而对照组显效仅 1 例（约占组别总数 3.3%），有效 10 例（约占组别总数 33.3%）。卡方检验结果显示，治疗后两组显效和有效病例分布存在统计学差异（$P=0.013$，$P<0.05$），提示健脾通脉汤对于受试者中医证候疗效改善明显优于西药对照组，对改善受试者相关症状有良好效果（表 2-8）。

表2-8　两组治疗后中医证候疗效评价

组别	计数	显效[例（%）]	有效[例（%）]	无效[例（%）]	合计	P
治疗组	30	7（23.3）	14（46.7）	9（30）	30（100）	
对照组	30	1（3.3）	10（33.3）	19（63.3）	30（100）	0.013
合计	60	8（13.3）	24（40.0）	28（46.7）	60（100）	

注：数据中的百分值均取近似值。

（四）两组治疗前后安全性指标比较

1. 两组治疗前后肌酐（Scr）比较　与治疗前比较，治疗组受试者经过 3 个月的治疗后，肌酐的改变无统计学意义（$P=0.938$，$P>0.05$），而对照组的肌酐水平较治疗前轻度升高（$P=0.005$），但治疗后两组受试者肌酐的组间比较无统计学意义（$P=0.157$，$P>0.05$）（表 2-9）。说明在 3 个月的治疗期内，健脾通脉汤对受试者的肌酐未见明显损害。

表 2-9　两组治疗前后肌酐（Scr）比较（$\bar{x} \pm s$）

组别	n	治疗前（μmol/L）	治疗后（μmol/L）	组内比较	
				t	P
治疗组	30	64.94 ± 15.02	65.58 ± 17.65	−0.078	0.938
对照组	30	67.63 ± 13.99	71.34 ± 12.94	−3.005	0.005
组间比较	t	−0.718	−1.435		
	P	0.476	0.157		

2. 两组治疗前后肌酸激酶（CK）比较　与治疗前比较，两组受试者经过 3 个月的治疗后，肌酸激酶的改变均无统计学意义（$P_{治疗}$=0.375、$P_{对照}$=0.651，P > 0.05），且治疗后两组受试者肌酸激酶的组间比较无统计学意义（P=0.099，P > 0.05）（表 2-10）。说明在 3 个月的治疗期内，健脾通脉汤对受试者的肌酸激酶未见明显损害。

表 2-10　两组治疗前后肌酸激酶（CK）比较[$M（P_{25}，P_{75}）$]

组别	n	治疗前（U/L）	治疗后（U/L）	组内比较	
				Z	P
治疗组	30	77.00（67.75，105.50）	79.00（60.00，102.50）	−0.887	0.375
对照组	30	84.00（69.25，133.00）	87.00（73.50，137.00）	−0.453	0.651
组间比较	Z	−0.969	−1.650		
	P	0.333	0.099		

3. 两组治疗前后谷丙转氨酶（ALT）比较　与治疗前比较，两组受试者经过 3 个月的治疗后，谷丙转氨酶的改变均无统计学意义（$P_{治疗}$=0.058、$P_{对照}$=0.864，P > 0.05），且治疗后两组受试者谷丙转氨酶的组间比较无统计学意义（P=0.286，P > 0.05）（表 2-11）。说明在 3 个月的治疗期内，健脾通脉汤对受试者的谷丙转氨酶未见明显损害。

表 2-11　两组治疗前后谷丙转氨酶（ALT）比较[$M（P_{25}，P_{75}）$]

组别	n	治疗前（U/L）	治疗后（U/L）	组内比较	
				Z	P
治疗组	30	24.00（20.00，28.25）	22.00（18.25，31.00）	−1.897	0.058
对照组	30	26.00（19.00，37.00）	22.50（19.75，35.75）	−0.171	0.864

续表

组别	n	治疗前（U/L）	治疗后（U/L）	组内比较	
				Z	P
组间比较	Z	-0.755	-1.067		
	P	0.450	0.286		

4. 两组治疗前后谷草转氨酶（AST）比较　与治疗前比较，治疗组受试者经过 3 个月的治疗后，谷草转氨酶轻度降低，且具有统计学意义（$P<0.001$），而对照组谷草转氨酶的改变无统计学意义（$P=0.372$，$P>0.05$），而治疗后两组受试者谷草转氨酶的组间比较无统计学意义（$P=0.066$，$P>0.05$）（表 2-12）。说明在 3 个月的治疗期内，健脾通脉汤对受试者的谷草转氨酶未见明显损害。

表 2-12　两组治疗前后谷草转氨酶（AST）比较$[M（P_{25}，P_{75}）]$

组别	n	治疗前（U/L）	治疗后（U/L）	组内比较	
				Z	P
治疗组	30	27.00（22.75，28.50）	22.00（17.75，28.00）	-3.925	<0.001
对照组	30	25.00（21.00，35.25）	25.00（19.75，31.00）	-0.892	0.372
组间比较	Z	-0.096	-1.836		
	P	0.923	0.066		

三、讨论

颈动脉斑块是颈动脉粥样硬化的表现，受到各种因素的影响，动脉壁变厚逐渐失去弹性，内膜下脂质沉积，并出现平滑肌细胞和纤维基质成分的增殖，逐步发展形成动脉粥样硬化性斑块。颈动脉斑块在中医经典文献中并无相关论述，但结合其成因与病理特点，在中医学中归于"痰""瘀"两种病理产物。"痰"往往是因脏腑功能失调，气化不利，水液代谢障碍，水液停聚所成；"瘀"的形成则责之于血液停积。《景岳全书·杂证谟》指出："盖痰涎之化，本由水谷，使果脾强胃健。如少壮者流，则随食随化，皆成血气，焉得留而为痰？惟其不能尽化，而十留一二，则一二为痰矣；十留三四，则三四为痰矣；甚至留其七八，则但见血气日削，而痰涎日多矣。此其故正以元气不能运化，愈虚则痰愈盛也。"可见脾健则无生痰之源。而清代沈明宗在《张仲景金匮要略》中说："五脏六腑之血，全赖脾气统摄。"显而易见，"健脾"在痰、瘀的治疗中有着相当重要的作用，而颈动脉斑块的中医治疗也应围绕"健脾益气"展开，辅以行气活血、理气化痰。

健脾通脉汤为笔者多年经验方，方中取黄芪、白术益气健脾为君药；茯苓健脾化痰，川芎行气活血，瓜蒌皮行气化痰，水蛭祛瘀通经共为臣药；山楂健脾和胃消食、活血化瘀，荷叶升发脾阳，谷芽健脾消食，葛根鼓舞脾胃阳气共为佐药。诸药相合，使脾气复健，统摄血液，运化水湿，血随气行，气行则湿去，痰瘀渐去则斑块渐消。此外，基于现代药理研究分析，健脾通脉汤的组成药物同样具有抗血小板聚集、降脂、降低血黏度的作用。如方中黄芪可通过细胞内 cAMP、cGMP 的调节作用使细胞的生理代谢增强，并促进血清和肝脏的蛋白质更新，而其主要有效成分黄芪多糖、黄芪皂苷、黄芪黄酮类物质均有清除自由基，改善组织缺血-再灌注损伤的作用，并减轻脂质过氧化损伤，提高 SOD 活性，明显改善细胞活力。白术具有显著的抗血小板聚集作用，并有稳定血糖、调节免疫、保护肝脏的作用，在契合西医动脉粥样硬化原则的同时，避免了对肝脏的损害风险。茯苓中所含有的茯苓多糖、茯苓酸等成分具有抗机体衰老、促进细胞分裂、抗菌、抗炎、抗肿瘤、抗畸变的作用。瓜蒌皮具有降低胆固醇、扩张外周微血管、抑制血小板聚集的作用，并能改善脂代谢、抑制脂质过氧化、抑制血栓形成。川芎中的主要成分川芎嗪可有效延长血小板凝聚时间，对已聚集的血小板有解聚作用，并可抑制血管平滑肌细胞增殖、保护血管内皮细胞，同时还具有尿激酶作用，可直接激活纤溶酶原，更重要的是对肝、肾器官均有保护作用。水蛭中所含有的肝素、抗凝血酶、水蛭素能有效降低全血黏度、抑制血小板聚集、抑制血栓形成。而含水蛭素的中成药在颈动脉斑块治疗上的效果更被证实优于他汀类药物，且不增加不良事件的发生率。此外，荷叶、山楂、葛根具有抗血小板聚集及降血脂作用。

基于研究条件，健脾通脉汤对于颈动脉粥样硬化斑块的远期疗效及达到最佳稳定斑块的治疗窗口期的时间未能在此次课题中观察，希望以后的课题中能以更大的样本量进行长期研究来进一步证实。

(《辽宁中医药大学学报》2017 年第 19 卷第 6 期)

第十节 消斑通脉颗粒干预颈动脉粥样硬化的临床观察

动脉粥样硬化（atherosclerosis，AS）是临床最为常见的心脑血管疾病病理基础，若不及时治疗，容易诱发冠心病、心肌梗死、脑梗死等心脑血管疾病，严重威胁人们的身体健康及生命安全。现代医学已经证实 AS 是一个可以被改善的可逆的动态过程，及早发现并给予积极治疗，阻断病变进程，是降低 AS 相关疾病致残率和致死率的最佳途径。本研究采用消斑通脉颗粒，联合口服阿托伐他汀及阿司匹林，观察其对颈动脉粥样硬化的作用，意在寻求逆转或减轻颈动脉粥样硬化斑块的形成，预防疾病的发展，降低心脑血管疾病发生的有效疗法。现笔者将 2015 年 7 月至 2016 年 6 月期间在上海市长宁区天山中医医院体检科接受体检的 90 例患者相关研究资料整理总结如下。

一、资料和方法

（一）临床资料

本次研究选择 2015 年 7 月至 2016 年 6 月期间在上海市长宁区天山中医医院体检科接受体检的 90 例患者为研究对象。

（1）西医诊断标准：颈动脉粥样硬化定义为颈动脉内膜-中膜厚度（IMT）≥1.0mm；IMT≥1.3mm 并突向管腔视为斑块形成。

（2）中医诊断标准：参照《中医体质分类与判定》中的痰湿体质或痰湿兼瘀血体质诊断标准。①痰湿体质：形体肥胖、腹部肥满、口黏腻或甜，面部皮肤油脂较多，多汗且黏，胸闷，痰多，苔腻，脉滑。②痰湿兼瘀血体质：形体肥胖、腹部肥满、口黏腻或甜，面部皮肤油脂较多，多汗且黏，胸闷，痰多，苔腻，脉滑兼有肤色晦暗，瘀斑，口唇暗淡，舌暗或有瘀点，舌下络脉紫暗或增粗，脉涩。

（二）纳入标准

①符合颈动脉粥样硬化超声诊断标准；②年龄 18～75 岁；③知情同意，自愿参加试验者；④中医体质辨识符合痰湿体质或痰湿兼瘀血体质者。

（三）排除标准

①排除对他汀类药物及阿司匹林过敏者；②既往有肝、肾、血液系统等严重原发性疾病及精神病患者；③本研究前 4 周内曾参加过其他临床试验者；④符合病例脱落和中止试验标准者；⑤观察对象依从性差或中途自行退出，影响对有效性的评价者；⑥因其他各种原因疗程未结束退出试验，失访或死亡的病例；⑦试验过程中发生并发症、严重的不良反应事件，不宜继续试验者。

（四）方法

两组患者在入组后均在药物治疗的同时配合低脂少糖饮食，并适当进行有氧运动；如伴有高血压、糖尿病等基础疾病者，要同时规范治疗基础疾病。对照组予阿托伐他汀 20mg，每晚 1 次，口服；拜阿司匹林 100mg，每晚 1 次，口服。以 3 个月为 1 个疗程。而治疗组在此基础上联合口服消斑通脉颗粒。消斑通脉颗粒选用中药免煎颗粒，每日 1 剂，分早晚 2 次冲服，以 3 个月为 1 个疗程。免煎颗粒方药组成包括黄芪 15g，水蛭 3g，山楂 15g，荷叶 15g，绞股蓝 15g。

（五）观察指标

观察两组患者治疗前后颈动脉斑块数量、斑块大小、血脂相关指标及肝肾功能指标。

（六）统计学方法

采用 SPSS 20.0 统计软件进行数据处理，计量资料符合正态分布的采用 t 检验，用均数±标准差表示，不符合正态分布的采用秩和检验，用四分位数表示，计数资料采用频数和频率统计，$P<0.05$ 为差异有统计学意义。

二、结果

（一）一般情况比较

两组患者治疗前在性别、年龄方面无统计学差异，基线齐，具有可比性，见表 2-13。

表 2-13　两组患者一般情况比较

组别	例数	男	女	卡方值	$P^{①}$	年龄（岁）	t	$P^{②}$
治疗组	45	24	21	1.113	0.291	60.98 ± 7.95	-1.15	0.253
对照组	45	19	26			63.24 ± 10.57		

注：①为治疗前性别的比较结果；②为治疗前年龄的比较结果。

（二）两组患者治疗前后血脂水平情况

两组患者治疗前后血脂水平见表 2-14，两组患者治疗前的总胆固醇、三酰甘油、低密度脂蛋白、高密度脂蛋白无统计学差异（$P>0.05$），具有可比性；治疗组治疗前后总胆固醇、低密度脂蛋白比较有统计学意义（$P<0.01$）；对照组治疗前后总胆固醇、低密度脂蛋白比较有统计学意义（$P<0.05$）；两组患者治疗后比较，治疗组的总胆固醇、三酰甘油、高密度脂蛋白水平与对照组比较无统计学意义（$P>0.05$），但低密度脂蛋白较对照组更低，具有统计学意义（$P<0.01$）。

表 2-14　两组患者治疗前后血脂情况（$\bar{x} \pm s$）

组别	时间	总胆固醇（mmol/L）	三酰甘油（mmol/L）	低密度脂蛋白（mmol/L）	高密度脂蛋白（mmol/L）
治疗组	治疗前	5.40 ± 0.88	2.02 ± 1.09	3.08 ± 0.90	1.38 ± 0.39
	治疗后	4.53 ± 0.71▲	1.91 ± 0.87	2.62 ± 0.79▲※	1.32 ± 0.36
对照组	治疗前	5.48 ± 0.72	2.15 ± 1.20	3.40 ± 0.66	1.46 ± 0.35
	治疗后	4.43 ± 0.78▲	2.02 ± 0.84	3.21 ± 0.75▲	1.47 ± 0.36
组间比较	治疗前 t	−0.488	−0.576	−1.882	−1.013
	治疗前 P	0.627	0.566	0.063	0.314
	治疗后 t	0.693	−0.628	−3.664	−1.943
	治疗后 P	0.490	0.531	0.000	0.055
治疗组组内比较	t	8.168	1.240	4.602	1.858
	P	0.000	0.222	0.00	0.070
对照组组内比较	t	9.607	1.356	2.203	−0.254
	P	0.000	0.182	0.033	0.801

▲表示与治疗前相比具有统计学意义，$P<0.05$；※表示与对照组治疗后相比具有统计学意义，$P<0.01$。

（三）两组患者治疗前后斑块情况

治疗前两组患者 Crouse 积分、斑块数比较无统计学差异（$P>0.05$），具有可比性；治疗后两组患者 Crouse 积分、斑块数比较无统计学差异（$P>0.05$）；治疗组治疗前后 Crouse 积分比较有统计学意义（$P<0.01$），斑块数比较无统计学差异（$P>0.05$）；对照组治疗前后 Crouse 积分、斑块数比较无统计学意义（$P>0.05$）（表 2-15）。

表 2-15　两组患者治疗前后斑块情况[$M(P_{25}, P_{75})$]

组别	时间	Crouse 积分	斑块数
治疗组	治疗前	2.80（1.75, 4.65）	1（1, 2）
	治疗后	2.40（1.80, 3.55）▲	1（1, 2）
对照组	治疗前	2.40（1.60, 3.85）	1（1, 2）
	治疗后	2.50（1.70, 4.20）	1（1, 2）
组间比较	治疗前 Z	−1.232	−0.474
	治疗前 P	0.218	0.635

续表

组别	时间	Crouse 积分	斑块数
组间比较	治疗后 Z	−0.384	−0.159
	治疗后 P	0.701	0.873
治疗组组内比较	Z	−4.531	−1.890
	P	0.000	0.059
对照组组内比较	Z	−0.254	−0.447
	P	0.800	0.655

▲表示与治疗前相比具有统计学意义，$P < 0.01$。

（四）不良事件情况

两组患者各有 1 例出现轻度肝功能异常，经保肝治疗后好转，两组患者肝功能、肌酐比较无统计学意义。

三、讨论

动脉粥样硬化是全身动脉广泛性的病变，颈动脉因容易受累、位置表浅而用于评估全身动脉粥样硬化。颈动脉斑块是因受到各种因素的影响，动脉壁变厚逐渐失去弹性，内膜下脂质沉积，并出现平滑肌细胞和纤维基质成分的增殖，逐步发展形成。陈飞等研究认为年龄、吸烟、高血压、高血糖、高血脂是影响颈动脉斑块形成的独立危险因素，焦震认为高同型半胱氨酸血症、低密度脂蛋白升高、长期大量饮酒是颈动脉斑块形成的危险因素。李艳军等研究证实阿司匹林联合他汀类药物能有效改善脑血栓患者颈动脉斑块情况。在中医经典文献中并无颈动脉粥样硬化及斑块的病名，但结合其成因与病理特点，在中医学中将此病归于"痰""瘀"两种病理产物。解品启等认为本病因肾虚致痰瘀互结，损伤血脉而成，故益肾活血化痰是治疗本病的关键。徐剑等认为动脉粥样硬化病机中起关键作用的是脾虚，阳虚、气虚、心虚、上焦虚是诱因，而下焦虚、肾虚是脾虚生痰的一个并发症。笔者将动脉粥样硬化命之为"脉积"，认为治疗应围绕"外化痰瘀，内强脏腑"展开，以健脾益气、活血化痰治疗为主。消斑通脉方为笔者多年经验方化裁而来，方中黄芪益气健脾为君药；水蛭行气祛瘀、山楂活血化瘀共为臣药；荷叶、绞股蓝清热化湿共为佐使药。诸药相合，共奏益气健脾、祛浊破瘀功效。现代药理研究表明，黄芪可增强细胞的生理代谢、改善细胞活力；水蛭能有效降低全血黏度、抑制血小板聚集、抑制血栓形成；荷叶、山楂具有抗血小板聚集及降血脂作用；绞股蓝能调脂保肝、抗氧化，对心脑血管均有保护作用。此次笔者应用的消斑通脉颗粒，为免煎颗粒，其剂型方便，适合患者长期服用，使患者依从性更好。

通过此次研究笔者认为消斑通脉颗粒对于颈动脉粥样硬化患者的低密度脂蛋白有明显的改善作用，而在减少或逆转斑块数量方面目前因观察周期等原因差异不明显，如延长治疗及观察周期，应可将此差异放大。同时笔者将应用扩展到健康体检中发现的颈动脉粥样硬化人群中，以"治未病"预防为主的思想为指导，干预、逆转无症状型颈动脉粥样硬化斑块人群，从而早期干预，早期预防，以期达到减少缺血性心脑血管疾病的发生。消斑通脉颗粒临床疗效确切，无明显肝肾功能损伤，安全可靠，值得临床推广。

（《中西医结合心脑血管病杂志》2018 年第 16 卷第 7 期）

第十一节　中西医结合治疗 CHF 30 例临床研究

近年来，笔者采用中西医结合方法治疗 CHF 患者 30 例，并设对照组进行疗效对比观察，现报道结果如下。

（一）临床资料

1. 一般资料　将于 2010 年 5 月～2011 年 12 月在上海市长宁区天山中医医院住院及门诊的 CHF 患者 60 例，随机分为 2 组。治疗组 30 例：男 12 例，女 18 例；平均年龄为 72.7 岁；其中冠心病 22 例，高血压性心脏病 5 例，肺源性心脏病 3 例；心功能 II 级 9 例，III 级 21 例；平均病程为 8.5 年。对照组 30 例：男 11 例，女 19 例；平均年龄为 73.2 岁；其中冠心病 23 例，高血压性心脏病 4 例，肺源性心脏病 3 例；心功能 II 级 10 例，III 级 20 例；平均病程为 9.2 年。两组患者在性别、年龄、病因、病程及心功能分级等方面比较，差异无统计学意义（$P>0.05$），具有可比性。

2. 诊断标准　西医诊断标准：参照修改后的 Framingham CHF 诊断标准及美国纽约心脏病学会（NYHA）心功能分级标准制定。中医证候诊断标准：参照《中药新药临床研究指导原则》《上海市中医病证诊疗常规》中医证候诊断标准，结合我院 CHF 诊疗方案制订，即气虚阳衰、水瘀内停型，主要表现为心悸气短，动则加剧，尿少肢肿，脘腹胀满，或夜间不能平卧，或咳嗽咳痰，或形寒肢冷，舌淡或暗，或有瘀斑，脉无力。

3. 纳入病例 为心功能属Ⅱ～Ⅲ级的 CHF 患者并符合中医辨证为气虚阳衰、水瘀内停型的患者。

（二）治疗方法

1. 对照组 采用西医常规治疗。西药选用血管紧张素受体阻滞药（氯沙坦钾片）、β 受体阻滞剂（美托洛尔）、利尿剂（呋塞米片或氢氯噻嗪片）等，必要时加用洋地黄制剂（地高辛）。

2. 治疗组 在对照组治疗基础上，加用益心汤加减。药物组成：黄芪 30g，党参 15g，白术 15g，茯苓 15g，泽泻 15g，泽兰 15g，郁金 15g，葶苈子 30g，当归 15g，枳壳 12g，瓜蒌 15g，桂枝 12g，炙甘草 12g。每日 1 剂，水煎，分早晚 2 次口服。

两组均以治疗 1 个月为 1 个疗程，共治疗 2 个疗程。

（三）疗效观察

1. 观察指标

（1）血浆 NT-proBNP 浓度测定，采用化学免疫分析法检测；心力衰竭的症状体征；中医症状积分与疗效评定按设定的评分表进行评分，方法是心悸气短、脘腹胀满、咳嗽咳痰、尿少肢肿、形寒肢冷采用半定量积分法对症状进行评分，即症状轻重程度用–、±、+、++、+++五个等级表示，分值分别为 0、1、2、3、4。

（2）心功能分级（NYHA 分级方法）。

2. 疗效标准

（1）中医证候疗效评定：参照《中药新药临床研究指导原则》制订。①显效，主次症基本或完全消失，治疗后症状积分为 0 分或减少≥70%。②有效，治疗后症状积分减少≥30%。③无效，治疗后症状积分减少不足 30%或无改善。

（2）心功能疗效判定（NYHA 分级方法）：①显效，治疗后心力衰竭症状及体征消失，心功能改善 2 级。②有效，治疗后心力衰竭症状及体征明显改善，心功能改善 1 级。③无效，心力衰竭的症状、体征无改善，甚至加重。

（3）统计学方法：采用 SPSS 13.5 统计软件进行数据统计分析。计量资料以（$\bar{x} \pm s$）表示，计量资料采用单因素方差分析，等级资料采用 Ridit 分析。

3. 治疗结果

（1）两组治疗前后血浆 NT-proBNP 比较见表 2-16。

表 2-16　治疗组和对照组治疗前后血浆 NT-proBNP 比较（$\bar{x} \pm s$）

组别	时间	例数	NT-proBNP（pg/ml）
治疗组	治疗前	30	2931.5±2030.8
	治疗后	30	1766.7 ± 1138.0[△*]
对照组	治疗前	30	2980.8 ± 1314.4
	治疗后	30	2350.7 ± 1099.4[*]

*与本组治疗前比较，$P<0.05$；△与对照组治疗后比较，$P<0.05$。

（2）中医证候疗效比较：治疗组 30 例，显效 18 例，有效 10 例，无效 2 例，总有效率 93.33%；对照组 30 例，显效 15 例，有效 11 例，无效 4 例，总有效率 86.67%。两组总有效率比较，有显著性差异，$P<0.05$。

（3）心功能疗效比较：治疗组 30 例，显效 16 例，有效 11 例，无效 3 例，总有效率 90.00%；对照组 30 例，显效 13 例，有效 12 例，无效 5 例，总有效率 83.33%。两组总有效率比较，有显著性差异，$P<0.05$。

（四）讨论

CHF 是各种心脏病的严重阶段，是一种以心室功能不全、神经内分泌激活和外周血流分布异常为特征的复杂的临床综合征，其发病率高，预后差，5 年存活率与恶性肿瘤相仿。

NT-proBNP 和 BNP 是在左室容积扩张和压力负荷增加时由心室释放的一种心脏神经激素，在诊断充血性心力衰竭方面具有潜在作用，同样能评估预后，可作为 CHF 进展的任何阶段危险分层的有效指标。NT-proBNP 是脑钠肽激素原分裂后没有活性的 N 端片段，与 BNP 相比，半衰期更长，更稳定，操作的重复好，检测早期和（或）轻度心力衰竭时的敏感性更高。由于 NT-proBNP 浓度可反映短暂时间内新合成的而不是储存的 BNP 的释放，因此更能反映 BNP 通路的激活。血浆 NT-proBNP 水平随心力衰竭程度的加重而升高，其水平升高反映左心房和左心室功能障碍，目前已经成为诊断心力衰竭的重要指标之一。

中医学无 CHF 病名，根据其临床表现，分属于"心悸""怔忡""水肿""喘证""胸痹"等范畴。其病位在心，涉及肺、脾、肾三脏，病机以心之气阳两虚为主，随病程进展，出现血瘀、水停，病机转变为本虚标实。治疗以益气温阳为主，配以活血通络、利水消肿。益心汤是笔者拟定的治疗 CHF 的方剂。其中黄芪补气升阳、利水消肿，党参可补益中气、健脾养心，共为君药；白术、茯苓、炙甘草健脾益气，补益后天脾胃，使气血生化有源，以助君药补心气，温心阳；当归、郁金行气活血通络；葶苈子泻肺平喘，利水消肿；泽兰活血祛瘀，行水消肿，共为臣药；瓜蒌清肺化痰，利气宽胸；枳壳宽胸理气；泽泻利水消肿，助臣药功效，为佐药；桂枝温经通阳，可通行经络，引药入心经，为使药。诸药相伍，可补心气、温心阳、破瘀血、除痰饮、消水湿，正合 CHF 病机。

本研究显示，两组患者治疗后，血浆 NT-proBNP 水平均明显下降，治疗前后比较差异均有显著性意义，且治疗组疗效优于对照组；在改善临床症状及心功能方面治疗组疗效均优于对照组。研究结果表明在规范化西医治疗基础上，联合应用中药益心汤可提高 CHF 患者的临床疗效，其具体作用机制还有待进一步探讨。

第十二节　益心汤联合耳穴治疗慢性
收缩性心力衰竭临床研究

慢性收缩性心力衰竭是各种心脏病终末期心功能失代偿的一组临床综合征，占同期心血管病住院率的 20%，死亡率的 40%，是严重危害健康的主要问题，且病情反复，多次入院，给个人、家庭和社会带来严重的经济损失和心理压力，严重影响患者的生活质量。近年来，笔者采用益心汤联合耳穴治疗慢性收缩性心力衰竭具有较好疗效。

一、资料与方法

（一）一般资料

纳入 2012 年 1 月～2014 年 6 月于上海市长宁区天山中医医院内科住院的 70 例患者，随机分为对照组和治疗组。

（二）诊断标准

（1）西医诊断标准：按照《慢性心力衰竭诊断治疗指南》制定。有典型心力衰竭的症状和体征；左室增大、左室收缩末期容量增加及 LVEF≤40%；有基础心脏病的病史、症状及体征。

（2）中医证候诊断标准：参照《中药新药临床研究指导原则》制定。气虚阳衰，水瘀内停型主要表现：主症为心悸，气短，神疲乏力，形寒肢冷，尿少肢肿。

次症为胸闷、动则气喘，脘腹胀满。舌脉为舌淡或暗，或有瘀斑，脉沉细。主症符合 3 项，次症符合 2 项即可诊断。

（三）纳入标准

符合气虚阳衰，水瘀内停型中医辨证标准和慢性收缩性心力衰竭的西医诊断标准；心功能分级（NYHA 分级）属于 II～IV 级者；年龄小于 80 岁；知情同意，自愿参加试验者。

（四）排除标准

明确诊断为心包疾病、肥厚型心肌病、限制性心肌病等疾病引起心力衰竭者；严重精神病患者；合并严重肝、肾、肺等严重原发性疾病者；对研究药物过敏者；妊娠及哺乳期妇女。

二、研究方法

（一）随机分组

根据患者就诊先后顺序统一编号，按预先产生的随机数字进行分组，分为治疗组和对照组，各 35 例；鉴于中药及耳穴疗法的局限性故不采用盲法。

（二）治疗方法

（1）对照组：按照《慢性心力衰竭诊断治疗指南》制定，给予利尿剂、β 受体阻滞剂和 ACEI 等基础治疗。若不能耐受 ACEI 改服 ARB，根据病情选择性应用洋地黄类、醛固酮受体拮抗剂等，疗程共 4 周。

（2）治疗组：在对照组治疗基础上加用益心汤加减（黄芪 30g，党参 15g，白术 15g，茯苓 15g，泽泻 15g，泽兰 15g，郁金 15g，葶苈子 30g，当归 15g，枳壳 12g，瓜蒌 15g，桂枝 12g，炙甘草 12g），由我院制剂室制成水煎浓缩剂，每次 1 袋（200ml），每日 2 次，口服。耳穴法：主穴取心、肾；配穴取脾、三焦、交感、内分泌、小肠。耳穴贴压法：以酒精棉球轻擦消毒，左手手指托持耳郭，右手用镊子夹取割好的方块胶布，中心粘上准备好的王不留行籽，对准穴位紧贴压其上，并轻轻揉按 1～2 分钟。每次主穴均贴压，配穴取 3 个，每日按压 3 次，隔 1 日换 1 次，疗程 4 周。

（三）观察指标及方法

（1）主要疗效指标：分别于治疗前、治疗后检测血浆 NT-proBNP 浓度，LVEF。

（2）次要疗效指标：分别于治疗前、治疗后评估心功能分级（NYHA 分级）、中医症状积分。中医症状积分按设定的评分表操作：胸闷、心悸、气短、乏力、肢肿、气喘、尿少、畏寒肢冷、脘腹胀满，采用半定量积分法进行评分，即症状无、轻、中、重程度分别评分为 0、1、2、3。中医症状积分计算公式=（治疗前积分–治疗后积分）/治疗前积分×100%。

（四）综合疗效判定标准

参照《中药新药临床研究指导原则》制定。①显效：心功能改善 2 级或恢复至正常，患者的主要症状完全消失，症状积分减少≥70%；②有效：心功能改善 1 级，患者的主要症状改善或减轻，症状积分减少≥30%；③无效：心功能恶化 1 级或与治疗前相同，患者的主要症状无改善，症状积分减少不足 30%。

（五）统计学处理

统计分析采用 SPSS 18.0 统计软件进行处理。计量资料采用 t 检验；计数资料采用卡方检验或确切概率法，等级资料采用秩和检验。以 $P<0.05$ 为差异有统计学意义。

三、结果

（1）入组病例基线情况：入组 70 例（治疗组 35 例，对照组 35 例），剔除不符合入组标准及随机入组后脱落的病例，有效入组病例 66 例（治疗组 34 例，对照组 32 例）。两组受试者的性别、年龄、病因、病程及心功能分级等基线特征均无显著性差异（$P>0.05$），具有可比性（表 2-17）。

表 2-17　两组患者治疗前一般资料比较

组别	n	性别 （男/女）	年龄 （岁）	病程 （年）	病因 （冠心病/高血压）（例）	心功能分级 （Ⅱ/Ⅲ/Ⅳ）（例）
治疗组	34	13/21	68.62 ± 6.21	3.01 ± 1.81	28/6	10/19/5
对照组	32	14/18	67.87 ± 6.44	2.88 ± 1.93	25/7	12/17/3
P		0.649	0.632	0.779	0.666	0.405

（2）两组患者治疗前后症状积分、LVEF、NT-proBNP、临床疗效比较，见表 2-18、表 2-19。

表 2-18　两组患者治疗前后症状积分、LVEF、NT-proBNP 比较（$\bar{x} \pm s$）

组别	n		症状积分	LVEF（%）	NT-proBNP（pg/ml）
治疗组	34	治疗前	23.11 ± 4.76	35.83 ± 6.52	2719.37 ± 1724.18
		治疗后	11.78 ± 6.37[※△]	43.66 ± 7.14[※△]	1258.26 ± 1340.22[※]
对照组	32	治疗前	22.89 ± 5.13	34.27 ± 7.06	2670.77 ± 1838.51
		治疗后	15.96 ± 7.66[※]	39.35 ± 8.76[※]	1592.26 ± 1429.63[※]

※与治疗前比较 $P<0.05$，△与对照组治疗后比较 $P<0.05$。

表 2-19　两组患者临床疗效比较

组别	n	显效	有效	无效	总有效率
治疗组	34	16	15	3	91.17%
对照组	32	10	17	5	84.37%

注：u=2.014，P=0.044。

四、讨论

中医古籍中虽没有关于心力衰竭病名的记载，多将其归属于"心悸""怔忡""喘证""心水""痰饮"等病证范畴，但对心力衰竭的病因、病机、症状等早有论述。如《金匮要略·水气病》云："心水者，其身重而少气，不得卧，烦而躁，其人阴肿。"《素问·痹论》曰："心痹者，脉不通，烦则心下鼓，暴上气而喘。"自任继学教授在《悬壶漫录》中首次从中医的角度命名"心力衰竭"之后，经过数十年的发展、完善，现对心力衰竭形成了较为统一的认识，目前认为本病的主要病机是本虚标实，病位涉及心、肾、肺、脾诸脏，病理因素多为痰饮、水停、瘀血等。笔者认为本病以气阳虚乏为发生之本，络脉瘀阻为中心环节，贯穿疾病始终，水湿停聚为疾病之标，又可促进疾病的进展。治疗当以益气温阳为主，配以活血通络，利水消肿。益心汤是上海市长宁区天山中医医院多年来治疗心力衰竭的协定处方，组方原则切中心力衰竭的发病机制。方中黄芪益气升阳、利水退肿，桂枝温经通阳，推动血行，一补一温，共为君药。郑培黎等研究表明黄芪甲苷能够改善心力衰竭犬的心肌收缩功能，且黄芪甲苷的正性肌力作用无心率增快、心肌耗能增加、心律失常等副作用。相关研究表明，黄芪具有改善心肌代谢，抑制钙超载和逆转心肌肥厚的作用。现代药理研究表明，桂枝具有显著的利尿及扩张血管的作用，可有效减轻心脏的前后负荷。党参、白术、茯苓温中健脾益气，补益后天脾胃，使气血生化有源，以助君药补心气，温心阳；葶苈子具有泻肺平喘，利水消肿的功效，《神农本草经》论"通利水道"，《药性论》述"除胸中痰饮"，共为臣药。当归、郁金活血养血，理气通络；瓜蒌利气宽胸；枳壳宽胸理气；泽泻、泽兰利水消肿，助臣药功效，为佐药。另外，桂枝归心经，可通行经络，引药入心经，兼使药之用。诸药相伍，可补心气、温心阳、破瘀血、除痰饮、利水湿，正合心力衰竭的病机。

耳穴贴压法以中医经络学说为依据，通过对耳部穴位的持续刺激，可以疏通经络，调节营卫气血，调理脏腑功能。耳穴心与内脏心之间存在着一定的相关性和相对特异性，电针耳穴心区具有改善左心室顺应性，降低左心室舒张期终末压，增加心输出量和改善心功能的作用，联合肾、三焦、交感、内分泌等穴位，协同发挥抗心力衰竭的功效。

笔者在常规药物治疗的基础上加用益心汤联合耳穴贴压法治疗慢性收缩性心力衰竭。研究结果显示治疗后两组患者在症状积分、LVEF及临床疗效方面均有明显改善，与治疗前相比有显著差异（$P<0.05$）；治疗组治疗后与对照组相比，差异有统计学意义（$P<0.05$），与既往研究结果一致。在NT-proBNP改善方面两组无显著差异（$P>0.05$），考虑可能与治疗的疗程较短、入组的病例数较少有关。尽管如此，在常规药物治疗的基础上联合益心汤、耳穴贴压法治疗慢性收缩性心力衰竭已显示出明显优势，有必要进行更深层次的研究，探讨其可能机制。

（《中西医结合心脑血管病杂志》2016 年第 14 卷第 19 期）

第十三节　补肾泄浊活血汤治疗老年高尿酸血症兼 CHF 临床研究

高尿酸血症（hyperuricemia，HUA）主要是由于尿酸排泄减少或嘌呤代谢障碍而引起的血尿酸增高。1996～2006 年年间，我国的 HUA 发病率平均增加了约 10 倍，甚至有学者认为 HUA 正在赶超糖尿病。近年来的研究认为 HUA 直接参与心力衰竭的发生发展，心脏重构是心功能不全发生的主要病理生理机制，而高尿酸可影响心脏的重构，加速心功能不全的进展，且对 CHF 的研究发现血清尿酸水平随心功能恶化而增高。甚至有学者认为血尿酸水平在一定程度上反映了心功能不全患者的病情程度，可作为判断 CHF 患者预后的一项指标。故而有效控制血尿酸可减低心血管事件的发生率和死亡率，对于提高 CHF 患者的远期预后具有重要意义。

近年来，临床采用中医中药治疗 HUA 兼有慢性心功能不全的病例越来越多，疗效较好且安全性高，本文旨在分析补肾泄浊活血汤对于老年 HUA 兼有慢性心功能不全患者的疗效及安全性情况。

一、资料与方法

（一）临床资料

从 2015 年 1 月至 2016 年 1 月在上海市长宁区天山中医医院内科门诊及病房就诊的 60 岁以上有慢性心功能不全的 HUA 患者中选取符合纳入标准的患者 66 例，按随机数字表法随机分为治疗组和对照组。

纳入标准：①符合 HUA 的西医诊断标准。②符合慢性心功能不全的西医诊断标准，且心功能评级（NYHA 分级）为 Ⅱ～Ⅲ 级者。③符合肾虚水停证的中医辨证分型诊断标准。④受试者年龄≥60 周岁。⑤受试者自愿参加临床研究，并由本人或监护人签署知情同意书。

排除标准：①急性心肌梗死、严重二尖瓣狭窄伴心律失常、肥厚型心脏病或心功能评级（NYHA 分级）为Ⅳ级者。②精神疾病患者。③合并严重感染。④使用激素及免疫抑制剂患者。⑤血液透析、腹膜透析治疗的患者。⑥妊娠、准备妊娠或哺乳期妇女。⑦对试验中所应用的任意一种药物过敏者。⑧对试验中所应用的任意一种药物有使用禁忌的患者。⑨凝血功能障碍或有出血倾向的患者。⑩急性脑血管疾病患者。⑪严重肝功能不全及造血系统严重疾病者。⑫肾动脉狭窄者。

试验过程中脱落病例 5 例，61 例完成试验的受试者中，治疗组 33 例，平均年龄（83.33 ± 5.68）岁，其中男性患者 15 例，女性患者 18 例；对照组 28 例，平均年龄（84.25 ± 5.42）岁，其中男性患者 9 例，女性患者 19 例，两组患者平均年龄、性别分布、血尿酸（SUA）、血肌酐（Scr）、血尿素氮（BUN）、左室射血分数（LVEF）、中医症状积分、心功能分级无明显统计学差异（$P > 0.05$），具有可比性。

（二）方法

1. 对照组治疗方案

（1）进行饮食、生活方式的干预。

（2）给予单硝酸异山梨酯缓释片（每片 40mg），每次 1 粒（40mg），每日 1 次，口服。

（3）给予酒石酸美托洛尔片（每片 25mg），每次 1/4 粒（6.25mg），每日 2 次，口服。

（4）给予卡托普利片（每片 12.5mg），每次 1/2 粒（6.25mg），每日 2 次，口服。

（5）给予碳酸氢钠片（每片 0.5g），每次 1 粒（0.5g），每日 3 次，口服。

2. 治疗组治疗方案　在对照组治疗基础上给予补肾泄浊活血汤（黄芪 30g，杜仲 15g，土茯苓 30g，车前子 15g，川牛膝 15g，菝葜 15g，当归 15g，白术 15g，丹参 15g，瓜蒌皮 15g，制大黄 6g，枳壳 15g），每日 1 剂，浓煎 200ml，分 2 次温服。两组均治疗 2 个月。

（三）观察指标及评价标准

观察指标及评价标准包括 SUA、Scr、BUN、NT-proBNP、LVEF、中医症状积分。所有受试者于治疗前后，各抽取一次空腹静脉血，全自动生化分析仪（西门子 advia2014）测定 SUA、Scr、BUN，免疫荧光干式定量检测仪（广州万孚 FS-201 型）测定 NT-proBNP，采用彩色超声检测仪（机器：PHILIPS 公司 HD11XE）行心脏彩色超声检查，测定 LVEF。心功能分级采用 NYHA 分级：Ⅰ级，体力活动不受限，日常活动不引起过度的乏力、呼吸困难和心悸。Ⅱ级，体力活动轻度受限，休息时无症状，较重体力活动、日常活动即可引起乏力、呼吸困难和心悸或心绞痛。Ⅲ级，体力活动明显受限，休息时无症状，轻微体力活动、轻于日常的活动即可引起乏力、呼吸困难和心悸或心绞痛。Ⅳ级，体力活动完全受限，休息时亦有症状，任何体力活动后加重。

疗效评定标准：心功能改善一级为有效，改善两级及以上为显效，无改善及恶化为无效。中医症状积分表参考《中华人民共和国中医药行业标准》、2002 年版《中药新药临床研究指导原则》及《中医临床诊疗术语国家标准（证候部分）》，按主症、次症预先拟定中医症状积分表。中医症状积分计算公式：（治疗前积分–治疗后积分）/治疗前积分×100%。中医证候疗效判定标准：①显效，症状完全消失或积分减少≥60%；②有效，症状明显好转，积分减少≥30%；③无效，症状加重、无好转或好转不明显，积分减少小于 30%。

（四）统计分析方法

本研究采用 SPSS 18.0 软件对研究资料进行统计分析，计量资料首先进行正态性检验，符合正态分布的计量资料采用均数±标准差（$\bar{x} \pm s$）的形式表示，符合正态分布的计量资料组间比较采用独立样本 t 检验进行，不符合正态分布的计量资料组间比较采用非参数检验进行，等级资料比较使用非参数秩和检验进行；以 $P < 0.05$ 为差异有统计学意义。

二、结果

（一）治疗前后肾功能对比

与治疗前比较，治疗组患者经中西医结合治疗后，SUA 水平明显降低（$P=0.001$，$P<0.05$），而对照组患者治疗后 SUA 较治疗前升高，但无统计学意义（$P=0.585$，$P>0.05$）；治疗后治疗组的 SUA 水平明显低于对照组，差异有统计学意义（$P=0.023$）。此外两组患者治疗后的 Scr、BUN 和治疗前无统计学差异（$P>0.05$）。具体见表 2-20。

表 2-20　治疗前后肾功能对比（$\bar{x} \pm s$）

组别	n		SUA（μmol/L）	Scr（μmol/L）	BUN（mmol/L）
对照组	28	治疗前	539.54 ± 97.04	108.80 ± 37.46	11.19 ± 4.66
		治疗后	554.28 ± 153.47	115.78 ± 43.94	11.00 ± 4.53
治疗组	33	治疗前	563.61 ± 92.18	124.89 ± 65.56	11.21 ± 6.55
		治疗后	476.16 ± 107.54*△	111.64 ± 48.62	10.23 ± 5.36

与本组治疗前比较$P=0.001$；△与对照组治疗后比较 $P=0.023$。

（二）治疗前后 LVEF 的影响

研究发现，治疗前后，两组患者的 LVEF 改变均无统计学意义（治疗组 $P=0.121$，对照组 $P=0.644$，$P>0.05$），具体见表 2-21。

表 2-21　两组患者治疗前后 LVEF 的影响（$\bar{x} \pm s$）

组别	n		LVEF（%）
对照组	28	治疗前	59.11 ± 7.19
		治疗后	58.82 ± 7.63
治疗组	33	治疗前	57.33 ± 9.56
		治疗后	58.94 ± 8.35

（三）治疗前后患者 NT-proBNP 变化的比较

治疗 2 个月后，两组患者 NT-proBNP 均明显下降，治疗组 NT-proBNP 治疗前后比较有统计学意义（$P<0.001$，$P<0.05$），对照组 NT-proBNP 治疗前后比较有统计学意义（$P=0.008$，$P<0.05$），治疗后两组组间比较亦有统计学意义（$P=0.042$，

$P<0.05$），具体见表 2-22。

表 2-22　治疗前后患者 NT-proBNP 变化的比较（$\bar{x} \pm s$）

组别	n	治疗前（ng/L）	治疗后（ng/L）	组内比较	
				t	P
治疗组	33	3863.88 ± 3911.27	1227.48 ± 989.43	4.563	<0.001
对照组	28	2620.78 ± 2042.92	1897.82 ± 1508.42	2.840	0.008
组间比较	t	–	−2.081		
	P		0.042		

（四）治疗前后心功能对比

在两组患者的心功能分级疗效评定方面，卡方检验结果显示治疗组与对照组存在统计学差异（$P=0.018$，$P<0.05$），具体见表 2-23。

表 2-23　两组患者治疗前后心功能对比

组别	计数	有效	无效	合计	P
治疗组	n	13	20	33	
	总数的百分比	21.3%	32.8%	54.1%	0.018
对照组	n	3	25	28	
	总数的百分比	4.9%	41.0%	45.9%	
合计	n	16	45	61	
	总数的百分比	26.2%	73.8%	100%	

（五）中医症状积分对比

两组患者治疗后中医症状积分明显降低，中医疗效方面，治疗组显效 6 例（占总数 9.8%），有效 20 例（占总数 32.8%）；而对照组显效仅 2 例（占总数 3.3%），有效 11 例（占总数 18.0%）。卡方检验结果显示治疗组疗效优于对照组（$P=0.031$，$P<0.05$），具体见表 2-24。

表 2-24　治疗后中医证候疗效评价

组别	计数	无效	有效	显效	合计	P
治疗组	n	7	20	6	33	
	总数的百分比	11.5%	32.8%	9.8%	54.1%	0.031

续表

组别	计数	无效	有效	显效	合计	P
对照组	n	15	11	2	28	
	总数的百分比	24.6%	18.0%	3.3%	45.9%	
合计	n	22	31	8	61	
	总数的百分比	36.1%	50.8%	13.1%	100%	

三、讨论

　　传统中医对于 HUA 并无对应病名，但如果按痛风，可归入中医学的"痹证""历节"等范畴；按高尿酸血症肾病，可归入中医学的"关格""水肿""腰痛"等范畴，均不恰当。钱玉中认为 HUA 应命名为"浊瘀病"，薄敏敏、邱晓堂等认为此病应归入"湿毒"的范畴，仝小林认为此病当归入"尿酸浊"的范畴，而更有医家认为此病当归入"浊毒"的范畴。

　　从以上病名不难看出各位医家均认为 HUA 本身由"毒"而起，而多数医家认同 HUA 的病机为肝肾不足，脾胃损伤，湿热痰浊内蕴、痰瘀互阻所致。CHF 在中医古籍按其症状，归属于"怔忡""喘证""痰饮""水肿"等范畴。发病与肺、脾、肝、肾均有关，其病理机制又包含了"瘀""饮"两方面，但发病的根本原因，与心、肾的关系尤为密切，肾乃气之根，肾不纳气，气不归根故见喘促；肾主一身之水，肾虚不能利水则见尿少肢肿。白雪认为"虚""瘀""水"是 CHF 的基本病机，故而主张在治疗上应按疾病不同阶段的本虚标实，围绕"补虚""化瘀""利水"而展开。而《慢性心力衰竭中西医结合诊疗专家共识》明确指出，CHF 为本虚标实之证，其病机可用"虚""瘀""水"概括，中医辨证论治当围绕益气活血利水而展开。HUA 当以治本为主，即以健脾补肾为先，但兼有 CHF 的患者常有"瘀""饮"等标实的情况出现。故而 HUA 兼有 CHF 不全时，治疗当标本兼顾，既注意补肾纳气，又需兼顾利水泄浊，并辅以健脾养心活血。邹晖认为冠心病合并 HUA 时治疗当以益气健脾补肾固其本，化痰活血治其标。此外，基于中医学的"心肾相关"理论，生理功能上，心在五行属火位居上而属阳，肾在五行属水位居下而属阴。生理状态下，心火下降于肾以温养肾水、肾水上济于心以济制心火，阴阳水火共济方可各司其职。也正由于肾脏生理功能失调在 HUA 及 CHF 的发病机制中均有着如此独特"身份"，故而 HUA 兼有 CHF 时当从肾论治。补肾泄浊活血汤综合了"老者肾气渐亏""老者必有瘀"的思想，从肾论治的观点入手，针对老年 HUA 兼有 CHF 患者最常见的肾虚水停证型，由笔者在长期临证实践中总结凝练而成。补肾泄浊活血汤由黄芪 30g，杜仲 15g，车前子 15g，川牛膝 15g，菝葜 15g，土茯苓 30g，当归 15g，白术 15g，丹参 15g，瓜蒌皮 15g，制大黄 6g，枳壳 15g 组成。方取黄芪益气化湿、补气活血而为君药。杜仲补肾益肝，助肾纳气以平喘、调节水液输布；菝葜、土茯苓、车前子利水除湿，兼清血中湿毒；当归补血活血通经，共为臣药。川牛膝既助杜仲补肝肾又能逐瘀通经；白术补益心脾之气，使气行而血不滞、气行则湿化，且能助脾运化、使气血生化有源；丹参入心经，助当归活血祛瘀；瓜蒌皮行气宽胸又可清化湿热；制大黄化瘀通经并能解毒；枳壳行气消滞，共为佐药。川牛膝引药入经、引血下行，兼为使药。肾主水液，肾虚则水液气化失司，水湿内停，阻遏气机，气不行血，血停为瘀，瘀血水湿互结，则见 SUA 升高。水饮迫肺，肺气上逆为喘，肾不纳气，气不归根，故而动则喘促加重，水瘀停滞胸中，胸阳不展、心血不行，则见胸闷心悸；如水湿泛溢肌肤，则可见肢体浮肿。此为老年 HUA 患者兼有 CHF 时最常见的病机，而补肾泄浊活血汤从补肾利水、补肾纳气兼顾活血的角度出发，使水湿化、瘀毒去、气血行而水道通。

从上述研究结果可知，与治疗前比较，治疗组患者经中西医结合治疗后，SUA 水平明显降低（$P<0.05$），而对照组患者治疗后 SUA 较治疗前升高，但无统计学意义（$P>0.05$）。这提示补肾泄浊活血汤能有效降低 SUA，而 SUA 作为 CHF 的独立危险因素，降低 SUA 对于改善心功能不全的预后及降低死亡率有相当积极的意义。从中医各医家对 HUA 的认识来说，泄浊是降低 SUA 确定有效的治疗方法，结合补肾治法更是标本兼治、相得益彰。BUN 作为蛋白质与氨基酸的代谢产物，在人体内的代谢过程受诸多因素的影响，其对于肾功能评价的准确性不如 Scr，但 Scr 作为肾功能水平的有效评价标准亦无明显改善，则提示补肾泄浊活血汤在本研究周期内，对于肾功能并无改善作用。治疗前后，两组患者的 LVEF 改变均无统计学意义（$P>0.05$）。2014 年的《中国心力衰竭诊断和治疗指南》中将 CHF 重新划分命名为射血分数降低性心力衰竭和射血分数保存性心力衰竭，从这一命名就可以看出笼统地将 LVEF 作为评价所有 CHF 患者心功能转归的依据已经不再严谨。两组患者 NT-proBNP 均明显下降，治疗组治疗前后 NT-proBNP 比较有统计学意义（$P<0.05$），对照组治疗前后 NT-proBNP 比较有统计学意义（$P<0.05$），治疗后两组组间比较亦有统计学意义（$P<0.05$）。两组患者的心功能分级疗效评定方面，卡方检验结果显示，治疗组与对照组存在统计学差异（$P<0.05$）。分析原因，治疗组与对照组对 NT-proBNP 均有改善作用，而补肾泄浊活血汤联合西药常规治疗疗效更佳。目前学术界认为 NT-proBNP 虽不能作为评价患者的心功能水平的准确指标，更多时候只是强调其对于早期心功能不全的阴性排除标准，但不

能否认同一患者的 NT-proBNP 波动与其心功能不全程度呈正相关。中医症状积分研究中，治疗后积分均明显降低，中医疗效方面，治疗组显效率 9.8%，有效率 32.8%；而对照组显效率 3.3%，有效率 18.0%，差异显著（$P<0.05$）。由此可得出结论补肾泄浊活血汤对于改善患者中医证候、提高患者生活质量有确切疗效。影响 CHF 患者日常生活的最主要原因就是活动能力的下降，而临床体格检查的另一个重要体征就是肢体浮肿，而这恰恰是肾虚水停证的两个典型主症。此外，基于近 10 年对于慢性心功能不全的证型研究，肾虚、血瘀、水停是 CHF 中最主要的因素，亦从侧面反映了肾虚水停证是老年 HUA 兼有 CHF 最主要的证型。补肾泄浊活血汤对于肾虚水停证型的患者补肾纳气、利水活血，标本兼顾，自然疗效突出。

综上所述，补肾泄浊活血汤能降低肾虚水停证型老年 HUA 兼 CHF 患者 SUA 和 NT-proBNP 的水平并改善患者心功能及中医临床证候且安全性好，未见明显毒副作用。

（《山东中医杂志》2017 年第 36 卷第 9 期）

第十四节　低血糖症引发心电图尼加拉瀑布样 T 波改变一例

患者，女，83 岁，2013 年 6 月 19 日因突发神志不清、口吐白沫、呼之不应，送上海市长宁区天山中医医院急诊，患者伴 2 型糖尿病病史 20 余年，伴"冠心病"和"高血压"。最高血糖曾达 15mmol/L，平时胰岛素控制血糖。此次发病前 1 天，胃纳减退，进食较少，未监测血糖，仍常规使用胰岛素。

体格检查：意识不清，呼之不应，血压 130/64mmHg，体温 37.7℃，脉搏 82 次/分，呼吸 20 次/分，瞳孔等大等圆，对光反应存在，中枢神经系统检查阴性，颈软，病理反应阴性，未见肢体偏瘫，两下肺闻痰鸣，心脏未闻及病理性杂音，肺动脉第二心音＞主动脉第二心音。头颅 CT 提示"老年脑"，未见占位病变，未见脑实质和蛛网膜下腔出血征象，未见脑缺血坏死灶。

辅助检查：白细胞 10.1×10^9/L，中性粒细胞 0.89，肾功能正常，随机血糖 2.2mmol/L，电解质正常，C-反应蛋白 11mg/L，脑钠肽前体 776pg/L，肌酸激酶 449U/L，乳酸脱氢酶 309U/L，肌红蛋白、肌钙蛋白、肌酸激酶同工酶弱阳性。

经上述检查后初步拟诊：①低血糖；②冠心病、心肌梗死？③2 型糖尿病，收治入院。对患者予以纠正血糖治疗。经纠正血糖后第 3 天，除肌酸激酶外的其余心肌酶均转阴。7 月 4 日心脏彩超提示主动脉瓣轻度关闭不全，主动脉弹性减退，主动脉瓣老年性钙化，左室顺应性降低。

住院期间心电图变化：6 月 20 日上午心电图示 V_1、V_2 导联呈 rs 型，$rV_2 <$ rV_1，$V_3 \sim V_5$ 导联呈 qRs 型，q 波 $< 0.04s$，$qV_3 > qV_4 > qV_5 > qV_6$，$V_2 \sim V_5$ 导联 ST 段弓背上抬 $0.1 \sim 0.3mV$，V_2、V_3 导联 T 波正负双向，$V_4 \sim V_6$ 导联 T 波倒置，最深达 $0.45mV$，下壁 T 波浅倒，QT 间期延长 0.51s（83 次/分），见图 2-1。

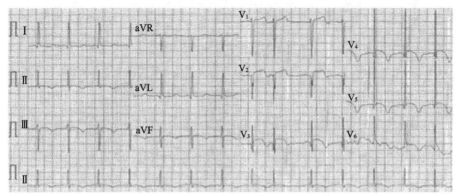

图 2-1　6 月 20 日上午心电图

6 月 20 日晚心电图示窦性心律，房性期前收缩，T 波倒置，Q 波消失，QT 间期延长 0.52s（94 次/分），见图 2-2。

6 月 22 日心电图示窦性心动过缓，ST-T 改变（巨大倒置瀑布样 T 波）伴显著 QT 间期延长 0.70s（56 次 /分），见图 2-3。

6 月 23 日心电图示窦性心动过缓 ST-T 改变（倒置 T 波较前变浅），QT 间期延长。

7 月 8 日心电图示 T 波和 QT 间期延长均改善。

讨论：本例患者临床表现有以下特点：①患 2 型糖尿病 20 余年，伴"冠心病"和"高血压"，因用胰岛素过量，引起低血糖性昏迷；②伴有轻度谷草转氨酶、乳酸脱氢酶、肌酸激酶、肌红蛋白、肌钙蛋白和肌酸激酶同工酶轻度异常，在血糖改善后转为正常；③心电图示 T 波倒置宽大，不对称，伴有显著的 QT 间期延长，伴一过性 ST 段偏移和病理性 Q 波，演变快速，随低血糖的纠正，数天后即消失，符合尼加拉瀑布样 T 波特征。

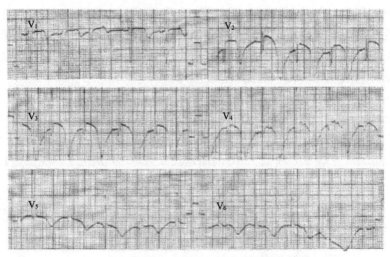

图 2-2　6 月 20 日晚心电图

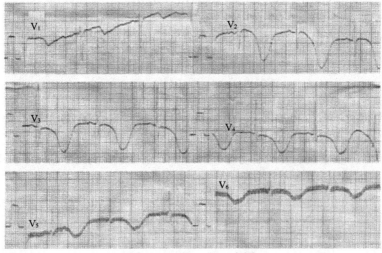

图 2-3　6 月 22 日心电图

　　如此巨大的倒置 T 波常见的有心肌缺血、心尖肥厚型心肌病和尼加拉瀑布样 T 波。患者虽有冠心病病史，但无心肌梗死相关症状，心肌酶学改变与心肌梗死时间窗不符，心电图演变过程、一过性病理性 Q 波和 ST 段改变及 T 波形态均不支持心肌梗死；心尖肥厚型心肌病患者心电图可表现为巨大倒置 T 波，T 波窄、不对称，伴明显的 R 波高电压及 ST 段压低，心电图短期内固定不变，超声心动图可见异常，此例也不支持。尼加拉瀑布样 T 波多与脑血管意外相关。患者有高血压病史，发生意识障碍，应考虑脑血管意外，但体检和头颅 CT 检查不支持。

患者因用胰岛素过量，引起低血糖性昏迷后心电图动态变化，出现巨大倒置的瀑布样 T 波伴明显的 QT 间期延长，且有心肌酶学改变，随着低血糖的纠正，上述改变在短期内恢复，提示与低血糖相关。其机制为在低血糖应激状态下，机体反应性增强肾上腺素能神经系统功能，交感神经兴奋，分泌大量儿茶酚胺、血管加压素、血管紧张肽等物质，引起冠状动脉痉挛损伤，而过量的儿茶酚胺能刺激下丘脑星状神经节，引起 T 波改变和 QT 间期的显著延长，过量的儿茶酚胺也可直接作用于心室肌，致心肌复极异常，造成瀑布样 T 波。另外，血糖水平的下降也会引起心肌细胞能量不足，诱发心肌细胞损害，以致心肌酶改变。在治疗过程中应密切观察血糖，避免低血糖对心脏造成损害。

（《实用心电学杂志》2017 年第 26 卷第 5 期）

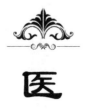

医案篇

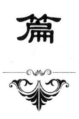

第三章 门诊病案

一、胸痹心痛病案

【案1】徐某，女，70岁，2016年6月15日初诊。

主诉：反复胸闷、心悸数年。

现病史：患者数年来时有胸闷、心前区隐痛，伴心悸不宁，活动后明显，休息后可缓解。既往有高血压。心电图示左心室高电压，不完全性右束支传导阻滞。近期因疲劳发作频繁，发作时胸闷如堵塞感，时伴有心悸不宁，气短，纳可，便调。

体格检查：神清，形体偏胖，血压160/110mmHg，心率80次/分，律齐，双肺（－），双下肢无浮肿。舌淡红，苔白腻，脉弦。

中医诊断：胸痹心痛（痰阻络瘀）。

西医诊断：①冠心病；②高血压3级，极高危。

治则：宽胸理气，化痰活络。

方药：宽胸活络方加减。

瓜蒌皮15g，薤白15g，枳壳9g，郁金15g，丹参15g，当归15g，赤芍15g，桃仁9g，川芎9g，柴胡9g，甘草9g，黄芪30g，三七粉2g，14剂，每日1剂，水煎2次，共取汁200ml。分2～3次温服。

建议必要时行冠状动脉造影进一步检查。

[二诊] 2016年7月6日，患者心前区隐痛、心悸发作有所减少，血压仍高，时有头晕，舌淡红，苔微腻，脉弦。上方加钩藤30g、夏枯草12g，共14剂。

[三诊] 2016年8月3日，患者偶有心前区隐痛、心悸，程度较前减轻，日常生活无明显影响，头晕亦减，时有腰酸，原方加川牛膝15g，共14剂。

[按语] 患者平素过食肥甘，损伤脾胃，运化失健，聚湿成痰，痰阻脉络，气滞血瘀，胸阳不展，发为胸痹心痛。患者年逾七十，肾气已亏，近期疲劳后本虚加重，肾阳虚衰，不能鼓舞心脉，以致心阳不振，故胸闷、气短；结合舌淡红，苔白腻，脉弦，辨证为痰浊壅塞。笔者宗《金匮要略》胸痹治以宣痹通阳之法，

以宽胸活络方加减。全方以薤白滑利通阳、瓜蒌皮豁痰开窍为君药；川芎、丹参、桃仁活血化瘀，赤芍、当归养血活血，郁金行气活血，黄芪益气并鼓动血脉，三七粉活血不留瘀，柴胡清热疏肝，枳壳行气宽胸，甘草调和诸药。二诊患者有头晕，血压偏高，考虑肝阳偏亢，加钩藤、夏枯草平抑肝阳。三诊患者自觉时有腰酸，结合患者年龄，加川牛膝补益肝肾，引血下行。

【案2】吕某，男，60岁，2016年1月20日初诊。

主诉：心前区不适2个月。

现病史：患者2个月前因胸闷、心悸就诊于某院，当时无胸痛、气促，冠状动脉CT提示冠状动脉三支多发病变，伴管腔不同程度狭窄（局部大于50%）。口服阿司匹林、单硝酸异山梨酯、琥珀酸美托洛尔缓释片、阿托伐他汀控制治疗，自诉心前区不适感无改善。刻下：患者胸闷、心悸，心前区不适，隐痛，遇寒及劳累后明显，双上肢末端麻木，四肢不温，二便正常，纳寐可。

体格检查：神清，气平，心率70次/分，律齐，各瓣膜听诊区未及杂音，两肺呼吸音粗，未及干、湿啰音。舌淡红，苔薄，脉弦。

中医诊断：胸痹心痛（心阳虚衰，瘀血阻络）。

西医诊断：冠心病。

治则：温通心阳，活血化瘀。

方药：桃花四物汤合温阳药物加减。

红花9g，当归15g，生地黄15g，川芎9g，赤芍15g，水蛭3g，桂枝15g，细辛6g，淫羊藿15g，淡附片6g，柴胡9g，郁金15g，炙甘草9g，7剂，每日1剂，水煎2次，共取汁200ml。分2~3次温服。

[二诊] 2016年1月27日，服药1周后，患者胸闷、心悸较前好转，无胸痛，仍有四肢不温、肢体麻木，大便稍干，舌淡红，苔薄，脉弦。上方加锁阳15g、肉苁蓉15g补肾助阳，火麻仁15g润肠通便，茯神15g养心安神，共14剂。

[三诊] 2016年4月6日，患者转方连续服药2个月后复诊，大便干结、四肢不温症状均较前好转，胸痛缓解，胸闷、心悸较前减轻，但静息状态下仍有发作，查舌淡红，苔薄，脉弦，予前方去生地黄，加全瓜蒌9g、薤白15g化痰宽胸，通草12g行气利水，共14剂。

再行服药2个月后，患者诸证缓解，登楼情况下亦无心悸、胸痛发作。

[按语]《素问·调经论》中"寒气积于胸中而不泻，不泻则温气去，寒独留，则血凝泣，凝则脉不通"，对于阳气衰微证型的胸痹心痛患者，温通心阳是基本治则，但在温经散寒的同时活血化瘀也应贯穿始终。笔者常以桃花四物汤配以温肾通脉之品治疗心胸诸痛，更结合古籍《金匮要略·胸痹心痛短气病脉证治》"夫脉当取太过不及，阳微阴弦，即胸痹而痛。所以然者，责其极虚也。今阳虚知在上

焦，所以胸痹、心痛者，以其阴弦故也""胸痹之病，喘息咳唾，胸背痛，短气，寸口脉沉而迟，关上小紧数，瓜蒌薤白白酒汤主之""胸痹不得卧，心痛彻背者，瓜蒌薤白半夏汤主之"，善用全瓜蒌、薤白宽胸理气、温阳散结。

【案3】王某，男，76岁，2017年3月1日初诊。

主诉：胸闷、心悸、气短1年，加重1月余。

现病史：患者1年前无明显诱因自感胸闷，动则加重，时有气短、心悸发作，有时伴头晕、黑矇，无胸痛，当时于外院行冠状动脉造影检查，诊断为"冠心病"，后经中西药治疗症状时轻时重。2017年1月18日因再次胸闷就诊于某院，行PCI术，术后胸闷好转，仍有头晕，活动后气促。刻下：胸闷气促，动则加重，时有头晕、黑矇，偶有心悸，二便及胃纳正常，夜寐安。

既往史：高血压、糖尿病病史。

体格检查：形体偏胖，面色无华，语音低弱，舌红，苔薄腻，边有齿痕，脉细涩。

辅助检查：2016年2月外院查冠状动脉CT示左主干支远端小软斑块，右冠支远端及左旋支近端钙化斑，局部管腔轻度狭窄。

中医诊断：胸痹心痛（气虚血瘀）。

西医诊断：冠心病PCI术后。

治则：益气活血通络。

方药：益心汤加减。

党参15g，黄芪30g，桂枝12g，南葶苈子30g，郁金15g，当归15g，茯苓15g，枳壳9g，炙甘草9g，泽泻15g，赤芍15g，桃仁9g，瓜蒌皮9g，瓜蒌子15g，地龙15g，三七粉4g，水蛭3g（研末冲服），14剂，每日1剂，水煎2次，共取汁200ml。分2~3次温服。

[二诊] 2017年3月15日，服药14剂后，患者胸闷、心悸好转，大便偏干，舌红，苔薄腻，边有齿痕，脉细涩。原方去瓜蒌皮、三七粉，加生蒲黄9g，荷叶9g，共14剂。

[三诊] 2017年3月29日，患者无明显胸闷、心悸，食后易胃胀，大便每日1行，边有齿痕，舌红，苔薄腻，脉细涩。上方去枳壳，加生山楂15g，共14剂。

[按语] 该案患者以胸闷、心悸、气短为主要症状，笔者谨守"阳微阴弦"之病机，重视胸痹病本虚标实的病情特点而以益心汤化裁，方中党参、黄芪益气养心，桂枝、炙甘草温通心阳，郁金、当归活血止痛，南葶苈子泻肺平喘、利水消肿，佐以枳壳理气宽中，茯苓渗湿利水，另加以水蛭破血逐瘀，瓜蒌皮、瓜蒌子宽胸化痰，三七粉活血祛瘀，地龙通络除痹。综观此案，全方通补同重，疗效甚佳。

【案4】种某，女，66岁，2016年11月11日初诊。

主诉：反复胸闷、心慌5年，加重伴乏力1周。

现病史：患者5年前始有胸闷、心慌发作，发作时胸前区疼痛牵及左肩背，因碘造影剂及麻醉药品过敏故未能进一步行冠状动脉造影等检查，平素随访心电图提示缺血性ST-T改变，长期口服单硝酸异山梨酯片、琥珀酸美托洛尔缓释片等药物。近1周，天气转凉后患者觉胸闷、心慌加重。刻下：胸闷、心慌频发，伴有左肩及后背不规则疼痛，乏力，畏寒肢冷，胃纳减退，二便调，夜寐可。

体格检查：心率68次/分，律齐，舌暗红，苔薄白，边有瘀点，脉细。

辅助检查：心电图示窦性心律，ST-T改变。

中医诊断：胸痹心痛（心血瘀阻）。

西医诊断：冠心病、不稳定型心绞痛、心功能Ⅱ级。

治则：活血化瘀，通络止痛。

方药：桃红四物汤加减。

当归15g，桃仁9g，川芎6g，丹参15g，赤芍15g，红花9g，桂枝12g，酸枣仁15g，全瓜蒌15g，薤白15g，肉桂3g，莱菔子15g，地龙15g，炙甘草6g，茯神15g，7剂，每日1剂，水煎2次，共取汁200ml。分2～3次温服。

[二诊] 2016年11月17日，患者服药后疼痛程度减轻，胸闷、心慌仍有，手足寒冷，舌暗红，苔薄白，边有瘀点，脉细。原方改桂枝15g，加附子15g、细辛3g加强温通心阳之力，共7剂。

[三诊] 2016年11月24日，患者活动后偶有胸痛，胸闷、心慌发作减少，手微温，足寒冷，舌暗红，苔薄白，边有瘀点，脉细。原方加牛膝15g引血下行，共14剂。

[四诊] 2016年12月7日，患者偶有胸痛、胸闷心慌，手微温，足寒冷，舌暗红，苔薄白，边有瘀点，脉细。续原方14剂。

[按语] 患者年老体衰，心阳不振，推行气血无力，瘀阻心脉。此次因四时转换，避护不及，寒邪内侵，寒凝气血，更加重血脉不畅，不通则痛。笔者以活血化瘀、通络止痛为治疗大法，投以桃红四物汤活血化瘀，桂枝、肉桂、附子以温通散寒，全瓜蒌、薤白宽胸祛寒，因而达到温阳散寒、化瘀通脉的作用。

【案5】李某，女，63岁，2017年3月22日初诊。

主诉：反复发作性胸痛3年。

现病史：患者既往有冠心病病史，行冠状动脉搭桥术、PCI术后，长期规律服用阿司匹林肠溶片、琥珀酸美托洛尔缓释片、阿托伐他汀钙片、单硝酸异山梨酯片药物，但仍有间歇性胸痛发生，患者自得病后长期情绪不佳。刻下：频发胸痛，自汗，焦虑，大便干结，小便正常，胃纳不馨，夜寐欠佳。

体格检查：面色少华，精神疲惫，言语无力，心率 66 次/分，律齐，双下肢无浮肿，舌淡胖，苔薄，脉弱。

中医诊断：胸痹心痛（气虚血瘀）。

西医诊断：冠心病、冠状动脉搭桥术后、PCI 术后、不稳定型心绞痛。

治则：益气活血，宽胸活络。

方药：自拟方。

黄芪 30g，当归 15g，川芎 9g，西红花 0.5g，葛根 30g，三七粉 4g，瓜蒌皮 9g，枳壳 9g，郁金 9g，桂枝 15g，煅龙骨 30g，煅牡蛎 30g，合欢皮 12g，柏子仁 15g，枳实 15g，莱菔子 30g，肉苁蓉 30g，瓜蒌子 15g，火麻仁 30g，桃仁 9g，14 剂，每日 1 剂，水煎 2 次，共取汁 200ml。分 2～3 次温服。

[二诊] 2017 年 4 月 5 日，患者药后胸痛发作次数减少，自汗、夜寐改善，大便通畅，焦虑有所减轻。体格检查：心率 66 次/分，律齐，双下肢无浮肿，面色少华，舌淡胖，苔薄，脉弱。原方加香橼 15g 疏肝理气，共 14 剂。

[三诊] 2017 年 4 月 19 日，患者服药后躯体不适症状得到改善，情绪亦有好转，舌淡胖，苔薄，脉弱。续原方 14 剂。

[四诊] 2017 年 5 月 3 日，患者胸痛偶发，自汗、夜寐好转，乏力腰酸，胃纳欠佳，舌淡胖，苔薄，脉弱。原方加厚朴 9g 理气，鸡内金 15g 和中消食，女贞子 15g、墨旱莲 15g 滋阴补肾，共 14 剂。

[按语]《素问·金匮真言论》曰"背为阳，阳中之阳，心也"。阳气的虚实与胸痹的发病有密切的关系。清代叶天士指出："胸痹，则因胸中阳不运，久而成痹。"笔者认为心之阳气亏虚，鼓动不足是胸痹心痛之内因，也是胸痹心痛发病的决定因素，而血瘀则是其重要病理环节，故在治疗胸痹心痛的过程中活血化瘀贯穿始终。其中葛根的现代药理研究显示其有效成分为异黄酮，对心肌缺血具有保护作用，且具有雌激素样作用，对于绝经后妇女情绪不佳者有调节作用，故针对此患者可以说是"一举两得"。

【案 6】谢某，男，50 岁，2016 年 6 月 22 日初诊。

主诉：反复胸闷、胸痛 3 个月就诊。

现病史：患者因反复胸闷、胸痛于 2016 年 3 月 11 日行冠状动脉造影提示三支病变，右冠状动脉完全闭塞，行 PCI 术。术后患者仍时有胸闷、心悸发作，心前区隐痛，放射至左上臂，劳累后明显，休息后可缓解，伴喉中有痰，口气重，胃纳不佳，小便可，大便溏，夜寐多梦早醒。

既往史：糖尿病、高血压、高脂血症。

体格检查：神清，两肺呼吸音清，未闻及干、湿啰音，心率 82 次/分，律齐，双下肢无浮肿，舌偏红边有齿痕，苔薄黄腻，脉细涩。

辅助检查： 2016 年 3 月 11 日行冠状动脉造影提示三支病变，右冠状动脉完全闭塞，近期复查心电图正常。

中医诊断： 胸痹心痛（气虚痰瘀互结）。

西医诊断： 冠心病 PCI 术后、心绞痛。

治法： 补气活血化痰。

方药： 自拟方。

党参 30g，黄芪 30g，白术 30g，三七粉 2g，川芎 9g，全蝎 6g，生山楂 15g，泽泻 15g，荷叶 15g，薤白 15g，葛根 15g，绞股蓝 15g，陈皮 9g，枳壳 9g，14 剂，每日 1 剂，水煎 2 次，共取汁 200ml。分 2～3 次温服。

[二诊] 2016 年 7 月 6 日，患者时有胸闷、心悸发作，胸痛减轻，伴喉中有痰，口气，胃纳不佳，小便可，大便溏，夜寐多梦早醒，舌偏红边有齿痕，苔薄黄腻，脉细涩。中药原方继服 14 剂。

[三诊] 2016 年 8 月 3 日，患者胸痛减轻，胸闷、心悸阵作，伴喉中有痰，口气，胃纳不佳，小便可，大便黏腻，夜寐多梦早醒，舌偏红边有齿痕，苔薄黄腻，脉细涩。中药原方加桑寄生 18g，桂枝 12g，甘松 9g 养心益气定悸，共 14 剂。

[四诊] 2016 年 8 月 17 日，患者胸闷、心悸、胸痛减轻，喉中痰减轻，大便黏腻好转，胃纳一般，夜寐欠佳，舌偏红边有齿痕，苔薄，脉细涩。中药原方继服 14 剂。

[五诊] 2016 年 8 月 31 日，患者无明显胸闷、心悸、胸痛，喉中痰减少，胃纳好转，大便黏腻好转，夜寐一般，舌偏红边有齿痕，苔薄，脉细涩。患者大便黏腻好转，原方去枳壳，诸症好转，随症治之。

[按语] 患者为中老年男性，既往基础疾病较多，冠状动脉造影提示三支病变，PCI 术后仍有胸闷、胸痛发作，结合患者咳痰，舌边齿痕，苔薄腻，脉细涩，辨证为气虚痰瘀互结，予补气活血化痰治疗。方中党参、黄芪既养心气又健脾理气，杜绝生痰之源；全蝎、三七粉活血通络专治血瘀重症；薤白、荷叶化痰；桑寄生，苦甘平，具有补肝肾、强筋骨、通经活络作用，现代药理研究认为其具有改善冠状动脉循环、增强心肌收缩力、降低心肌耗氧量的作用；甘松，辛甘，具有理气止痛的作用，现代药理研究认为其可抑制多种药物诱发的心律失常，有效消除心律失常的症状，且具有镇静作用。全方辨病与辨证相结合，共奏补气活血化痰之功，疗效颇佳。

【案 7】沈某，男，64 岁，2017 年 5 月 3 日初诊。

主诉： 冠心病 PCI 术后 6 个月，胸闷、心悸 2 个月。

现病史： 患者 2016 年 11 月行 PCI 术，目前口服硫酸氢氯吡格雷片 75mg，每日 1 次；比索洛尔 2.5mg，每日 1 次。2 个月来患者胸闷、心悸反复发作，无胸痛，时有动则气急，自汗出，大便日 2 次，质烂，近 1 周感冒病史。

既往史： 既往慢性阻塞性肺疾病病史，通气功能障碍。

体格检查： 血压 110/75mmHg，口唇无发绀，两肺呼吸音粗，未闻及干、湿啰音，心率 78 次/分，律齐，双下肢无浮肿，舌暗红，苔薄白腻，舌下络脉紫暗，脉弦涩。

辅助检查： 2017 年 4 月 17 日心电图示窦性心律，T 波改变。心脏彩超示 EF 62%，主动脉瓣钙化伴轻微反流。

中医诊断： 胸痹心痛（气虚血瘀）。

西医诊断： ①冠心病 PCI 术后；②慢性阻塞性肺疾病。

治法： 益气活血。

方药： 益心汤加活血化瘀之品。

党参 15g，炙黄芪 30g，桂枝 12g，葶苈子 30g，郁金 15g，当归 15g，茯苓 15g，枳壳 9g，炙甘草 9g，泽泻 15g，白术 30g，芡实 15g，山药 15g，陈皮 6g，三七粉 4g，丹参 15g，7 剂，每日 1 剂，水煎 2 次，共取汁 200ml。分 2～3 次温服。

[二诊] 2017 年 5 月 10 日，患者仍有胸闷、心悸，无胸痛，自汗出，大便日 2 次，不成形。舌暗红，苔薄白腻，舌下络脉紫暗，脉弦涩。患者大便不成形，原方去当归，加全蝎 3g（研末冲服）加强活血通络之功，共 14 剂。

[三诊] 2017 年 5 月 24 日，患者胸闷、心悸减轻，无胸痛，感气急，动则加重，无明显咳嗽、咳痰，自汗出，大便日 2 次，成形，舌暗红，苔薄白腻，舌下络脉紫暗，脉弦涩。原方加杏仁 9g、桔梗 12g、百合 15g、炙紫菀 15g、厚朴 9g 以润肺下气通腑，共 14 剂。

[四诊] 2017 年 6 月 7 日，患者气急有所减轻，偶有胸闷、心悸，自汗出，大便日 2 次，不成形，无咳嗽、咳痰，舌暗红，苔薄白腻，舌下络脉紫暗，脉弦涩。患者无咳嗽、咳痰，原方减桔梗、百合、炙紫菀，加太子参 30g 益气敛汗，共 14 剂。

[五诊] 2017 年 6 月 21 日，患者气急明显减轻，偶有胸闷、心悸，无胸痛，无咳嗽、咳痰，感中上腹稍有胀满，自汗，大便日 2 次，成形，舌暗红，苔薄白，舌下络脉紫暗，脉弦涩。原方加香橼 15g 理气，共 14 剂。

[六诊] 2017 年 7 月 5 日，患者气急减轻，无明显胸闷、心悸，无胸痛，无咳嗽、咳痰，汗出减少，大便日 2 次，舌暗红，苔薄白，舌下络脉紫暗，脉弦涩。患者诸症好转，病情稳定，原方继服。

患者 2017 年 8 月 2 日肺 CT 示两肺下叶局部间质性病变，伴散在陈旧灶。2017 年 8 月 7 日肺功能示阻塞性肺通气功能轻度减退，小气道功能重度减退，舒张试验阴性。中药随症加减，随访至今，患者胸闷、气急明显减轻，体力较前明显好转，无胸痛，治疗效果颇佳。

[按语] 患者做冠心病 PCI 术后，仍有胸闷、心悸发作，动则气急明显，查其自汗，便溏，舌暗，舌下络脉迂曲，脉弦涩。辨证为气虚血瘀，笔者予自拟益心汤补气通阳配合活血化瘀之品治疗。活血药物中笔者善用全蝎，认为其辛平，具有活血通络、息风止痛的功效，对于冠状动脉狭窄者尤为适宜。病程中患者气急，无下肢浮肿，结合其感冒后发作，慢性阻塞性肺疾病，心脏彩超 EF 正常，肺功能检查提示通气功能障碍，考虑为肺功能减退非心力衰竭引起气急。《伤寒论》曰："喘家，作桂枝汤，加厚朴、杏子佳""太阳病，下之微喘者，表未解故也，桂枝加厚朴杏子汤主之"。桂枝厚朴杏子汤主治宿有喘病，又感风寒表证，予桂枝汤解表，厚朴、杏仁下逆降气，肺与大肠相表里，该患者加用杏仁、桔梗、厚朴等药，宣肺通腑下气后气急明显减轻。

【案 8】 姚某，女，39 岁，2017 年 4 月 5 日初诊。

主诉： 反复胸闷多年，加重 3 周。

现病史： 患者既往反复胸闷多年，近 3 周发作频繁，无明显胸痛，2017 年 3 月 15 日行冠状动脉造影提示心肌桥，心脏彩超未见明显异常，未予特殊治疗。刻下：胸闷时作，伴憋气感，活动时明显，无胸痛，无咳嗽、咳痰，胃纳可，二便可，夜寐一般。

体格检查： 神清，两肺呼吸音清，未闻及干、湿啰音，心率 76 次/分，律齐，双下肢无浮肿，舌暗，苔薄白，脉弦。

中医诊断： 胸痹心痛（气滞血瘀）。

西医诊断： 心肌桥。

治法： 宽胸理气活血。

方药： 宽胸活络方加减。

薤白 15g，瓜蒌皮 9g，枳壳 9g，郁金 15g，丹参 15g，当归 15g，甘草 9g，白芍 45g，合欢皮 12g，厚朴 6g，柴胡 9g，14 剂，每日 1 剂，水煎 2 次，共取汁 200ml。分 2～3 次温服。

[二诊] 2017 年 5 月 3 日，患者胸闷、憋气有所减轻，活动后仍有发作，无胸痛，无咳嗽、咳痰，胃纳可，大便不畅，夜寐一般，舌暗红，苔薄白，脉弦，便干，原方加瓜蒌子 15g、枳实 15g 理气通腑，共 14 剂。

[三诊] 2017 年 5 月 17 日，患者近期无胸闷、憋气发作，无胸痛，胃纳可，大便已畅，夜寐可，舌淡红，苔薄白，脉弦，患者诸症缓解，大便已畅，原方减枳实，共 14 剂。

患者诸症缓解，随症加减，定期随诊。

[按语] 患者中年女性，反复发作胸闷、憋气，排除呼吸系统疾病、心律失常及先天性心脏病等，冠状动脉造影排除冠心病，明确诊断为心肌桥。心肌桥为先

天性冠状动脉发育异常，冠状动脉被心肌覆盖，在心肌内走行，心肌收缩致冠状动脉压迫出现胸闷、胸痛等心绞痛的症状。无明显症状的孤立性心肌桥患者不需特殊治疗，心绞痛症状明显的患者药物治疗采用β受体阻滞剂、非二氢吡啶类钙离子拮抗剂等药物。心肌桥属中医"胸痹心痛"范畴，辨证分型主要有气滞、血瘀、痰浊、心气亏虚等。本患者表现为胸闷、憋气，笔者辨证为气滞血瘀，予宽胸活络方治疗。方中薤白、瓜蒌皮化痰散结，枳壳、郁金宽胸理气，丹参、当归活血化瘀，重用白芍合甘草缓急止痛，全方共奏化痰、理气、活血之功，治疗效果颇佳。

【案9】 蒋某，女，57岁，2017年3月1日初诊。

主诉： 反复心悸、心前区疼痛2年。

现病史： 患者2年前无明显诱因下出现心悸、心前区绞痛，时作时止，无胸闷，无晕厥，无冷汗淋漓，至外院行冠状动脉造影示心肌桥，未服药治疗。刻下：时有心悸、心前区疼痛反复发作，头晕，肢体困重，二便正常，纳寐可。

既往史： 高脂血症病史，口服非诺贝特治疗；甲状腺功能减退症病史，左甲状腺素钠片治疗。

体格检查： 舌淡，边稍有齿痕，苔薄，脉细。

辅助检查： 冠状动脉造影示心肌桥。心脏彩超、心电图均正常。

中医诊断： 胸痹心痛（痰瘀互结）。

西医诊断： 心肌桥。

治则： 宽胸理气，活血通络。

方药： 宽胸活络方加减。

薤白15g，枳壳9g，郁金15g，丹参15g，当归15g，赤芍15g，桃仁9g，川芎9g，甘草9g，地龙15g，白芍30g，荷叶15g，生蒲黄9g，绞股蓝15g，生山楂15g，7剂，每日1剂，水煎2次，共取汁200ml。分2～3次温服。

[二诊] 2017年3月8日，服药7剂后，患者无明显不适，胸痛未再发作，舌淡，边稍有齿痕，苔薄，脉细。继服原方，共14剂。

[三诊] 2017年3月22日，患者胸痛未再发作，舌淡，边稍有齿痕，苔薄，脉细。续服原方，共14剂。

[按语] 本患者有高脂血症病史（湿阻），痰浊内蕴而致胸中阳气不宣，血行不畅，导致痰瘀交阻，故发为心前区绞痛、头晕、肢体困重。笔者自拟宽胸活络方加减，方中薤白宽胸散结为君药；枳壳宽胸理气，郁金、川芎活血行气止痛，丹参、当归活血祛瘀止痛，赤芍、桃仁活血祛瘀，皆为臣药；佐以地龙通络除痹，生蒲黄行血祛瘀，白芍缓中止痛，荷叶、绞股蓝、生山楂祛痰降脂；甘草调和诸药为使药。此方可调理气机、改善血液循环，起到破瘀推陈出新之功，且温凉并用，配伍得当而获效。

二、心衰病案

【案1】郭某，女，78岁，2016年1月30日初诊。

主诉：反复胸闷、心悸10余年，活动后气促5年。

现病史：患者有反复胸闷、心悸病史10余年，既往心电图提示窦性心律，ST-T段改变，外院冠状动脉造影明确诊断"冠心病"，5年前患者出现活动能力减退，活动后感气促，间歇性双踝浮肿。刻下：患者胸闷、心悸呈阵发性，无胸痛，活动后气促，活动能力进行性下降，倦怠懒言，略畏寒，胃纳可，二便正常，夜寐易醒。

既往史：高血压、高脂血症。

体格检查：神清，静息气平，活动后气促，肝颈静脉反流征阴性，血压130/70mmHg，心率76次/分，律齐，各瓣膜听诊区未及杂音，两肺呼吸音稍粗，未及干、湿啰音，腹软，无压痛、反跳痛，肝脾肋下未及，双下肢浮肿，舌暗，苔薄，脉细。

中医诊断：心衰（气虚水停）。

西医诊断：冠心病、慢性心功能不全。

治则：益气化瘀利水。

方药：自拟益心汤加减。

黄芪15g，桂枝15g，党参15g，白术15g，茯苓15g，葶苈子30g，当归15g，郁金15g，瓜蒌皮15g，枳壳15g，泽兰15g，泽泻15g，炙甘草9g，14剂，每日1剂，水煎2次，共取汁200ml。分2～3次温服。

[二诊] 2016年2月14日，服药14剂后，患者胸闷、心悸症状明显减轻，活动后气促好转，双下肢浮肿减轻，舌暗，苔薄，脉细，泽泻减量至9g。

[三诊] 2016年3月28日，患者胸闷、心悸症状明显减轻，活动后气促好转，双下肢浮肿消退，夜寐仍不理想，夜间易醒，舌暗，苔薄，脉细，加龙齿10g以安神助眠。

随访服药1年后，患者日常生活基本不诱发胸闷、心悸、气促，爬4层楼以下无气促，夜寐基本正常。

[按语] 该益心汤方为孙怡春主任临床经验方，笔者认为心衰为本虚标实之证，心气虚为本，而水、瘀为标，故而治疗上应标本兼顾，健脾益气、化瘀利水。益心汤方中黄芪益气升阳、利水退肿；桂枝温经通阳、推动血行；党参、白术、茯苓温中健脾益气，补益后天脾胃，使气血生化有源；葶苈子泻肺平喘，利水消

肿；当归、郁金活血养血，理气通络；瓜蒌皮利气宽胸，枳壳宽胸理气，泽泻、泽兰利水消肿；炙甘草与桂枝配伍助温通心阳之力，兼能益气健脾。诸药相伍，可补心气、温心阳、破瘀血、除痰饮、利水湿，正合心衰的病机。

【案2】李某，男，87岁，2016年3月2日初诊。

主诉：反复心慌、气短10余年。

现病史：患者于2006年始无明显诱因出现心慌、气短，于外院住院治疗，明确诊断为扩张型心肌病，出院后长期口服琥珀酸美托洛尔缓释片、地高辛、利尿剂、替米沙坦片等控制病情，其间心慌、气短仍反复发作，甚至夜间憋醒，不能平卧，双下肢浮肿。刻下：心慌、气短，动则加重，夜间有时不能平卧，时胸闷不适，胃纳欠佳，二便尚调。

既往史：既往高血压病史30年，2型糖尿病病史10年。

体格检查：神志清，营养中等，语息声低，下肢有凹陷性水肿。舌淡红，苔薄白，脉弦细。

辅助检查：2015年10月心脏彩超提示全心增大，室壁收缩活动减弱，EF 45%，左室短轴缩短率（FS）29%。

中医诊断：心衰（心气不足）。

西医诊断：扩张型心肌病。

治则：益气养心。

方药：益心汤合桂枝甘草龙骨牡蛎汤加减。

党参15g，炙黄芪30g，桂枝15g，葶苈子30g，郁金15g，当归15g，茯苓15g，炙甘草9g，泽泻15g，茯神15g，生龙骨30g，生牡蛎10g，太子参30g，14剂，每日1剂，水煎2次，共取汁200ml。分2~3次温服。

[二诊] 2016年3月16日，心慌、气短较前减轻，仍下肢浮肿，舌淡红，苔薄白，脉弦细，前方加车前子15g利水消肿，共14剂。

[三诊] 2016年4月6日，心慌、气短明显好转，下肢浮肿减轻，舌淡红，苔薄白，脉细。中药守前方，共14剂。

[四诊] 2016年4月20日，诉心慌、气短不显，下肢浮肿消退，舌淡红，苔薄白，脉细，原方继服。

[按语] 本病符合中医心衰诊断，拟益心汤合桂枝甘草龙骨牡蛎汤加减治疗，以益气温阳、化瘀利水、扶正为主，兼祛其邪。益心汤可广泛应用于多种中医辨证属气虚、阳虚、气虚夹瘀或阳虚水湿内停的心脏疾病，用之皆可收到良好的效果。方中党参、炙黄芪、太子参以补心气，桂枝以温心阳，当归以养心血，茯神宁心神，茯苓、葶苈子泻肺利水以消肿，车前子利尿以消肿，生龙骨、生牡蛎之涩以收浮越之正气，炙甘草补土以培心。对于此类患者，当从症状入手，抓住病

机，辨证论治，用之得法皆可获效。

三、心 悸 病 案

【案 1】吴某，女，55 岁，2017 年 10 月 18 日初诊。

主诉：心悸、胸闷 2 个月，加重 2 日。

现病史：患者 2 个月前因劳累出现心悸、胸闷不适，发作时歇时止，伴汗出较多，手足畏寒。近 2 日因疲劳引起心悸、胸闷加重，时自汗出，伴反酸，胃纳可，大便基本成形，每日 1～2 次，夜寐尚安。

既往史：甲状腺功能减退症（未服药治疗），慢性萎缩性胃炎。

体格检查：神情疲惫，面色不华，舌淡红，苔薄白，脉细弱。

辅助检查：心电图正常。2017 年 10 月 14 日 Holter 显示窦性心律，平均心率 83 次/分，房性期前收缩 332 个，室性期前收缩 445 个，未见 ST-T 段改变。

中医诊断：心悸（心气不足）。

西医诊断：心律失常(房性期前收缩、室性期前收缩)。

治则：益气养心安神。

方药：自拟方。

黄芪 30g，白芍 45g，茯神 15g，防风 15g，茯苓 15g，陈皮 9g，甘草 12g，半夏 15g，香附 15g，白及 12g，郁金 15g，吴茱萸 3g，黄连 6g，远志 9g，合欢皮 15g，瓦楞子 30g，7 剂，每日 1 剂，水煎 2 次，共取汁 200ml。分 2～3 次温服。

[二诊] 2017 年 10 月 25 日，患者胸闷改善，反酸减轻，仍有心悸、手足畏寒，方中去白及、瓦楞子，加桂枝 15g、淫羊藿 12g 以温阳，葶苈子 30g 以泻肺降气，共 14 剂。

[三诊] 2017 年 11 月 15 日，患者自觉心悸、畏寒明显减轻，原方继进。

[按语] 患者近期疲劳，心气损耗，不能濡养心脉，故心悸不安；胸中阳气不足，心阳不振，则胸闷；肢体失于温煦，则见手足畏寒；汗为心液，心气亏虚，表卫不固，腠理开泄，故自汗出；舌淡红，苔薄白，脉细弱，均为气虚之征象。笔者全方重用白芍 45g，意在养血柔肝，敛阴止汗，配伍防风补脾土、泻肝木、调气机；黄芪、茯苓健脾益气；茯神甘以入心，柔肝益心，定魄安神；合二陈汤燥湿化痰；香附、郁金清心疏肝，理气解郁；白及、瓦楞子抑酸和胃；左金丸清肝泻火，降逆抑酸；远志、合欢皮清心火，安神助眠，全方共奏益气养心安神之

功。二诊患者反酸减轻，故去抑酸之白及、瓦楞子，考虑患者畏寒，肾气不足，故加淫羊藿温补肾阳、桂枝温通心阳、葶苈子泻肺降气，患者治疗效果满意。

【案2】毕某，女，77岁，2016年3月9日初诊。

主诉：心慌间断性发作10余年，加重1个月。

现病史：患者于2005年于外院体检时发现心脏杂音，经检查明确诊断为"风湿性心脏病"，当时偶感心慌不适时，自服麝香保心丸，服药后可缓解，未进一步治疗，后心慌逐渐发作频繁。2016年2月2日晚间出现明显心慌不适，自服麝香保心丸无明显缓解，查心电图提示频发房性期前收缩。刻下：心慌，倦怠乏力，手足不温，无冷汗，无胸闷、胸痛，无头晕及黑矇，夜寐欠安，二便尚调。

既往史：高血压病史10年，口服苯磺酸氨氯地平片、琥珀酸美托洛尔缓释片控制血压，血压控制可。

辅助检查：2016年2月24日心脏彩超示二尖瓣中度狭窄（瓣口面积1.2cm^2），中度关闭不全；左心房增大，左心室收缩功能正常（FS 37%、EF 67%）。

体格检查：神志清，面色无华，倦怠乏力，营养中等。舌胖有齿痕，苔薄白，脉细。

中医诊断：心悸（心血不足）。

西医诊断：风湿性心脏病，二尖瓣狭窄及关闭不全。

治则：益气养心安神。

方药：益心汤加减。

党参15g，黄芪30g，桂枝12g，葶苈子30g，郁金15g，当归15g，茯苓15g，枳壳9g，炙甘草9g，泽泻15g，合欢皮15g，酸枣仁15g，14剂，每日1剂，水煎2次，共取汁200ml。分2～3次温服。

[二诊]2016年3月23日，心慌稍减轻，手足稍温，守方继服14剂。

[三诊]2016年4月6日，心慌不显，手足温，偶有咽痒咳嗽，舌淡红，苔薄白，脉细，前方加桔梗12g以宣肺利咽，共14剂。

[按语]笔者指出，该患者心慌是由心血亏耗，心失所养所致。诚如《丹溪心法》所说"怔忡者血虚，怔忡无时，血少者多"。阴血亏损，心所失养，不能藏神，故神不安而志不宁。补与通是治疗本病的两大法则。偏阳虚者重温其阳，偏阴虚者重滋其阴；阴阳两虚者，分其主次，予以阴阳兼顾。该患者阴阳两虚，心血不足，故方药重用党参、黄芪补益心气以固本；桂枝、炙甘草温通心阳；当归、合欢皮、酸枣仁补血以养心，养心以安神；泽泻、茯苓利湿而泄浊，并能减轻当归之滋腻；葶苈子现代药理研究表明有强心作用；枳壳、郁金宽胸活络条畅气机。诸药合用则使心有所养，神安而志宁，心慌自除。

【案3】徐某，女，68岁，2016年10月23日初诊。

主诉： 反复心慌、胸闷10年，加重1个月。

现病史： 患者反复出现心慌、胸闷10年，发作时服用丹参滴丸可缓解症状，未经系统诊治，1个月前，因劳累后心慌、胸闷较前加重，乏力明显，至某院就诊，予以冠状动脉血管造影检查提示无明显异常，未予以药物治疗，现心慌、胸闷明显，伴有右胁隐痛，胃纳差，小便频，夜寐欠安，无憋醒，典型胸痛，下肢浮肿。

既往史： 否认高血压、糖尿病等慢性疾病史。

体格检查： 神志清，体形中等，神疲，舌红，苔薄黄，脉弦细。

辅助检查： 2016年8月29日冠状动脉造影示左主干（－），左回旋支（－），右冠状动脉未见明显狭窄。Holter示室性期前收缩，间歇性ST-T改变。

中医诊断： 心悸（气滞心胸）。

西医诊断： 心律失常（室性期前收缩）。

治则： 疏肝理气，活血通络。

方药： 逍遥散加减。

白芍12g，当归9g，茯苓15g，柴胡9g，延胡索15g，合欢皮15g，薄荷9g，茯神9g，薤白15g，枳壳9g，瓜蒌皮15g，川楝子12g，炒白术15g，炙甘草6g，7剂，每日1剂，水煎2次，共取汁200ml。分2~3次温服。

[二诊] 2016年10月30日，右胁疼痛较前减轻，夜间仍时有心慌、胸闷，乏力较前改善，舌红，苔薄黄，脉弦细。原方加厚朴9g理气、三七粉3g活血化瘀，桂枝12g温通心阳，共14剂。

[三诊] 2016年11月13日，心慌、胸闷已不明显，夜寐尚安，原方继服。

[按语] 该例患者冠状动脉造影检查结果无明显异常，但心慌、胸闷症状明显，笔者经详查病史，仔细辨证后指出，病机乃因肝失疏泄、气机郁滞而致心脉不和。故方以柴胡、白芍疏肝柔肝；薄荷、枳壳、瓜蒌皮宽胸理气解郁；川楝子、延胡索疏肝理气止痛；辅以薤白、桂枝以温心阳；当归、茯苓、茯神养心血，宁心神；炙甘草补土以培心子，全方香以舒之，酸以敛之，温以补之，则心得其养。冠状动脉造影检查虽提示无明显狭窄，但症状明显，提示冠状动脉微血管有病变可能，故加三七粉以活血化瘀，收得良好疗效。

【案4】傅某，男，16岁，2016年2月3日初诊。

主诉： 心悸3个月。

现病史： 患者3个月前感冒后出现心悸阵作，2015年11月20日于某医院查Holter示平均心率75次/分，4次单发房性期前收缩，14 708次单发室性期前收缩，1次成对室性期前收缩，42次室性期前收缩二联律，870次室性期前收缩三联律，予益心舒胶囊、琥珀酸美托洛尔缓释片口服后症情缓解不明显，2016年1月26日复查Holter示平均心率76次/分，10次单发房性期前收缩，22 382次单发室性期前收缩，614 次室性期前收缩二联律，1441 次室性期前收缩三联律，目前患者心悸阵作，夜间明显，无气促，无胸痛，二便正常，胃纳可，夜寐多梦。

既往史：鼻窦炎。

体格检查：神清，气平，心率 96 次/分，律不齐，1 分钟可及期前收缩 6～8 次，各瓣膜听诊区未及杂音，两肺呼吸音清，未及干、湿啰音。舌淡红，苔薄，脉偏数。

中医诊断：心悸（心气不足）。

西医诊断：心律失常（室性期前收缩）。

治则：益气养心安神。

方药：四物汤合桂枝甘草龙骨牡蛎汤加减。

黄芪 30g，生地黄 15g，川芎 9g，赤芍 15g，当归 15g，生龙骨 20g，生牡蛎 20g，生甘草 6g，甘松 9g，14 剂，每日 1 剂，水煎 2 次，共取汁 200ml。分 2～3 次温服。

[二诊] 2016 年 2 月 17 日，服药 14 剂，患者心悸略有好转，查舌淡红，苔薄，脉细，予前方加桂枝 15g、白芍 15g 温通心阳、养阴增液，共 14 剂。

[三诊] 2016 年 3 月 2 日，再服 14 剂后，患者心悸、夜寐多梦均完全缓解，复查 Holter，室性期前收缩 24 小时小于 1000 次，后继服 1 个月。

[按语] 患者西医诊断为心律失常，考虑是病毒性心肌炎所致，中医诊断为"心悸"。心悸之名始见于《伤寒论》，"火逆下之，因烧针烦躁者，桂枝甘草龙骨牡蛎汤主之"。据原文上下文可知桂枝甘草龙骨牡蛎汤多用于外感后所致的心悸不宁，而病毒性心肌炎与其相符，故而笔者常以此方治疗病毒性心肌炎所致的心律失常。此患者考虑感冒后外邪入里，耗伤心气，心神被扰导致心悸阵作，夜寐多梦，以桂枝甘草龙骨牡蛎汤为底方，内温心阳，外敛固摄，合四物汤养血补血，另加甘松活血、抗心律失常，疗效满意。

【案 5】春某，男，68 岁，2016 年 6 月 29 日初诊。

主诉：反复胸闷、心悸 4 年。

现病史：患者反复胸闷、心悸 4 年，活动后明显，无胸痛，无气促，外院查胸部 X 线、心电图正常，后行冠状动脉造影，结果提示左前降支及左旋支多发钙化斑块形成，伴局部管腔轻度狭窄。血脂检查示低密度脂蛋白 5.1mmol/L，总胆固醇 6.02mmol/L，三酰甘油 3.8mmol/L。刻下：胸闷、心悸阵作，无胸痛，无气促，面色偏暗，无畏寒发热，无自汗盗汗，无腰酸腹胀，小便正常，大便 2 日一行，质软，胃纳可，夜寐安。

既往史：高脂血症。

体格检查：神清，气平，心率 72 次/分，律齐，两肺呼吸音清，未及干、湿啰音。舌暗红，苔薄黄，脉细。

中医诊断：心悸（心血瘀阻）。

西医诊断: 冠心病。

治则: 行气活血。

方药: 桃红四物汤加减。

桃仁 9g, 红花 9g, 当归 15g, 熟地黄 9g, 川芎 9g, 赤芍 9g, 水蛭 3g, 葛根 30g, 荷叶 15g, 生山楂 15g, 绞股蓝 15g, 党参 15g, 茯苓 15g, 莱菔子 15g, 14 剂, 每日 1 剂, 水煎 2 次, 共取汁 200ml。分 2～3 次温服。

[二诊] 2016 年 7 月 13 日, 服药 14 剂后, 患者胸闷、心悸较前明显好转, 偶有发作, 无胸痛, 无气促, 略疲劳感, 舌红有裂纹, 苔薄, 脉细, 上方加黄芪 15g 补气行气以助血行, 共 14 剂。

[三诊] 2016 年 7 月 27 日, 服药后患者症情基本控制, 劳累后偶有心悸, 平素正常生活无胸闷、心悸, 舌红有裂纹, 苔薄, 脉细, 效不更方。坚持服药 1 年后, 患者症情稳定。

[按语] 从症状来看, 符合中医诊断"心悸", 结合冠状动脉造影考虑心血瘀阻所致。当以活血化瘀为治则, 故用桃红四物汤加减。笔者认为冠状动脉粥样硬化性疾病在西医治疗中当注重抗血小板聚集及控制血脂的药物, 而在中医治疗中当注意行气活血。活血药物往往选择桃仁、红花、赤芍、当归、川芎等药物, 并辅以水蛭等虫蚁搜剔之品以消斑, 而理气则倾向于莱菔子。酌加葛根以生津柔筋升阳, 现代药理更认为葛根有明确的抗动脉硬化的作用。茯苓、荷叶、生山楂、绞股蓝四药均有活血、泄浊、利水的作用, 对于控制血脂及血管粥样硬化性疾病疗效较好。

【案 6】 胡某, 女, 73 岁, 2016 年 5 月 11 日初诊。

主诉: 反复心悸 3 个月。

现病史: 患者近 3 个月因家中琐事致心情郁闷, 反复心悸, 每日晨起后 8～9 时易发, 外院心电图检查, 诊断为房性期前收缩, 服用琥珀酸美托洛尔缓释片 25mg, 每日 2 次, 心悸无明显改善。刻下: 郁郁寡欢, 心慌阵发, 口苦, 大便稀薄, 胃纳一般, 夜寐不佳。

体格检查: 舌红, 苔薄腻, 脉弦数。

中医诊断: 心悸 (肝郁气滞)。

西医诊断: 心律失常 (房性期前收缩)。

治则: 疏肝解郁, 理气安神。

方药: 逍遥散加减。

当归 15g, 白芍 15g, 柴胡 9g, 茯苓 15g, 白术 15g, 炙甘草 9g, 薄荷 3g, 合欢皮 12g, 合欢米 9g, 朱茯神 15g, 郁金 15g, 龙骨 30g, 牡蛎 30g, 黄连 3g, 淡竹叶 9g, 7 剂, 每日 1 剂, 水煎 2 次, 共取汁 200ml。分 2～3 次温服。

[二诊] 2016 年 5 月 18 日，服药 7 剂后，患者心悸发作减少，夜寐改善，诉口苦口干，咽痛，舌红，苔薄腻，脉弦，继服上药 7 剂。

[三诊] 2016 年 5 月 25 日，患者心慌改善，仍有口苦，已自行停用琥珀酸美托洛尔缓释片，舌红，苔薄白，脉弦。原方加焦栀子 15g 以清心泻火，共 14 剂。

[四诊] 2016 年 6 月 15 日，患者心悸不发，夜寐渐佳，可入眠 6 小时以上，情志好转，口苦改善不明显。舌红，苔薄白，脉弦。上方去焦栀子，加龙胆草 6g 以清热泻火，共 14 剂。

[按语] 本案患者因情绪波动诱发心悸，忧思过虑，肝郁不舒，气机郁结，上扰于心，故发为心悸、夜寐不安。肝气郁久易化火，可见口苦，苔腻等。笔者循病机以辨证，方用逍遥散以疏肝理气，佐以合欢皮、郁金、朱茯神解郁宁心，龙骨、牡蛎重镇安神，黄连、淡竹叶清心化火。诸药合用，可收肝心同治、消补兼顾的效果。

【案 7】虞某，女，84 岁，2016 年 12 月 14 日初诊。

主诉：阵发性心悸 10 余年，加重 2 个月。

现病史：患者 10 余年前因心房颤动行射频消融术，术后转复窦性心律。2016 年 10 月至今患者反复心悸，随访心电图提示阵发性心房扑动，目前服用琥珀酸美托洛尔缓释片、盐酸曲美他嗪缓释片。刻下：心悸、胸闷、乏力、自汗、动则气促、嗳气反酸，胃纳一般，二便调，夜寐欠佳。

既往史：心房颤动射频消融术后。

体格检查：心率 62 次/分，律齐。双下肢轻度浮肿。舌淡，苔白，边有齿痕，脉细。

辅助检查：CT 血管造影提示心肌桥。心电图示窦性心律，T 波改变。

中医诊断：心悸（心气不足）。

西医诊断：心律失常（窦性心律阵发性心房扑动）。

治则：益气活血。

方药：益心汤加减。

党参 15g，黄芪 30g，桂枝 12g，炙甘草 9g，郁金 15g，茯苓 15g，枳壳 9g，葶苈子 30g，太子参 30g，煅龙骨 30g，煅牡蛎 30g，三七粉 4g，半夏 18g，茯神 15g，首乌藤 30g，煅瓦楞子 15g，白及 6g，14 剂，每日 1 剂，水煎 2 次，共取汁 200ml。分 2～3 次温服。

[二诊] 2016 年 12 月 28 日，患者服药后心悸发作次数减少，睡眠及自汗好转，动则气促仍有，双下肢轻度浮肿。舌淡，苔白，边有齿痕，脉细。原方加泽泻 15g 利水，共 14 剂。

[三诊] 2017 年 1 月 11 日，患者活动后稍有心悸，自觉活动能力提高，夜间

可睡 4～5 小时，双下肢浮肿消退。舌淡，苔白，边有齿痕，脉细。继服原方 14 剂。

[按语] 心主血脉，肺行诸气，气为血帅，血为气母，气贵流通，血行有度。本案病本心气内损，元阳不足，气不足则血不行，阳不足则阴浊盛，故见心悸、双下肢浮肿。本方以笔者的益心汤化裁而来，其中党参、黄芪补益心气，桂枝、炙甘草温通心阳，郁金、枳壳宽胸活络，茯苓、葶苈子利水消肿，再配合养心安神、收敛固涩、和胃抑酸中药。本案加入太子参之意义，因兼宗气虚弱之故。《灵枢·邪客》曰："宗气积于胸中，出于喉咙，以贯心脉，而行呼吸焉。"如果宗气虚弱，无力推动血脉运行，心脉迟缓，则必然加重心悸的病情。

四、虚 劳 病 案

【案】祝某，男，58 岁，2016 年 7 月 13 日初诊。

主诉：腰酸、畏寒、精神疲乏 5 年余。

现病史：腰酸、畏寒、精神疲乏 5 年余，时有泡沫尿。既往明确高血压肾病 10 余年，平素尿常规提示蛋白尿（++），长期服用厄贝沙坦片。刻下：腰酸，耳鸣，怕冷、易疲劳，晨起泡沫尿，胃纳可，二便尚调，夜寐安。

既往史：高血压病史 20 余年。

体格检查：血压 120/80mmHg，舌红，少苔，脉弦。

中医诊断：虚劳（肾精亏虚）。

西医诊断：高血压肾病。

治法：补肾填精。

方药：六味地黄汤加减。

熟地黄 15g，山药 15g，山茱萸 15g，牡丹皮 15g，茯苓 15g，泽泻 15g，白术 15g，芡实 15g，淫羊藿 15g，桂枝 15g，牛膝 15g，黄芪 30g，杜仲 15g，14 剂，每日 1 剂，水煎 2 次，共取汁 200ml。分 2～3 次温服。

[二诊] 2016 年 8 月 10 日，患者畏寒怕冷改善，仍易疲劳、腰酸，加金樱子 15g，改芡实 30g，共 14 剂。

[三诊] 2016 年 8 月 31 日，患者诸症改善，复查尿蛋白（+），尿微量蛋白 58mg/ml，原方继进。后随访半年症情稳定，尿常规检查蛋白尿波动在 ±～+。

[按语] 患者高血压肾病 10 余年，久病失调，累及于肾，脏气损伤，精气亏耗，由虚致损，以致肾精亏虚之虚劳。腰为肾府，肾虚失养，故腰酸；肾阴亏乏，髓

海空虚，脑失所养，则耳鸣；肾阳不足，失于温煦，故畏寒，疲乏；肾失固摄，精微下泄，致泡沫尿；舌红，少苔，脉弦，为肾精亏虚之象。笔者以六味地黄丸为主方，佐益气补肾之品。患者阴虚日久，阴损及阳，阳虚亦存，加黄芪、白术益气健脾；淫羊藿、杜仲温阳补肾；桂枝温通阳气，以达周身；芡实健脾收涩，亦可降蛋白尿；牛膝补肾降浊，引药下行，为引经药。二诊患者畏寒改善，仍有疲劳、腰酸，增加芡实用量，加金樱子以健脾温肾、收涩肾精，全方阴阳双补，脾肾同治，三补三泻，安全有效，可长期服用。

五、眩晕病案

【案】林某，女，58 岁，2016 年 8 月 24 日初诊。

主诉：反复头晕、头痛多年。

现病史：患者既往脑出血病史，遗留头晕反复发作，时有后枕部头痛，乏力，夜寐不佳，胃纳可，二便可。

既往史：脑出血。

体格检查：神清，两肺呼吸音清，未闻及干、湿啰音，心率 82 次/分，律齐，双下肢无浮肿，四肢肌力、肌张力正常，舌红，苔薄，脉弦细。

中医诊断：眩晕（肝阳上扰）。

西医诊断：脑动脉供血不足。

治法：平肝潜阳。

方药：自拟方。

天麻 15g，钩藤 9g，白芍 15g，生龙骨 20g，生牡蛎 20g，牛膝 9g，葛根 30g，川芎 9g，石决明 9g，白蒺藜 9g，茯神 15g，甘草 9g，14 剂，每日 1 剂，水煎 2 次，共取汁 200ml。分 2～3 次温服。

[二诊] 2016 年 9 月 7 日，患者头晕有所减轻，夜寐好转，仍有后枕部头痛，乏力，胃纳可，二便可，舌淡胖，苔薄，脉细涩，原方加豨莶草 30g、通草 6g（通络止痛），共 14 剂。

[三诊] 2016 年 9 月 21 日，患者头晕、头痛有所减轻，夜寐好转，仍感乏力，自汗、盗汗，胃纳可，二便可，舌淡胖，苔薄，脉细涩，患者汗出，改生龙骨、生牡蛎为煅骨、煅牡蛎各 30g 加重敛汗之功，加用黄芪 30g、党参 30g 加强补气之力，共 14 剂。

[四诊] 2016 年 11 月 2 日，患者头晕、头痛减轻，夜寐好转，乏力、汗出减轻，感腹胀、反酸，大便偏干，胃纳可，舌淡胖，苔薄，脉细涩，患者头晕头痛、汗出减轻，去豨莶草、通草、煅龙骨、煅牡蛎，加用香附 9g、厚朴 9g、紫苏梗 9g 理气，煅瓦楞子 30g 抑酸护胃，共 14 剂。

[五诊] 2016 年 11 月 16 日，头晕、头痛减轻，夜寐好转，乏力、汗出减轻，腹胀、反酸减轻，大便偏干，胃纳可，舌淡胖，苔薄，脉细涩，原方继服 14 剂。

患者诸症减轻，定期随访，随症治之。

[按语] 患者既往有脑出血病史，现反复头晕、后枕部头痛，乏力，夜寐不佳，舌淡胖，苔薄，脉细涩。"诸风掉眩，皆属于肝"，中医辨证为肝阳上扰，予平肝潜阳治疗。方中天麻、钩藤、白蒺藜、石决明平肝息风，葛根、川芎活血通络，生龙骨、生牡蛎重镇安神，牛膝引血下行。病程中患者腹胀、反酸，加之乏力、汗出，加入健脾理气药物，脾旺则乏力、腹胀自除。

六、咳 嗽 病 案

【案 1】 沈某，女，82 岁，2016 年 11 月 23 日初诊。

主诉： 咳嗽 2 周，加重 3 日。

现病史： 2 周前受寒后出现咳嗽，咳痰，痰质稠厚，色黄。查胸部 X 线提示两肺支气管炎，于外院口服抗生素及中药治疗 1 周后，症状改善不明显，近 3 日咳嗽、咳痰加重，咳声重浊，咳痰色黄量多，咳甚气喘，精神萎靡，胃纳差，二便调。

既往史： 冠心病病史 5 年。

体格检查： 神志清，体形较瘦，咳嗽气促，两肺呼吸音粗，两肺未闻及干、湿啰音，心率 86 次/分，律齐，舌红，苔薄黄，脉弦细。

中医诊断： 咳嗽（痰热蕴肺）。

西医诊断： 急性支气管炎。

治则： 宣肺化痰，止咳平喘。

方药： 自拟方。

炙麻黄 9g，杏仁 9g，桃仁 9g，郁李仁 15g，款冬花 12g，车前草 20g，鱼腥草 30g，浙贝母 9g，桑白皮 15g，黄芩 12g，前胡 15g，炙甘草 6g，7 剂，每日 1 剂，水煎 2 次，共取汁 200ml。分 2～3 次温服。

[二诊] 2016 年 11 月 30 日，咳嗽、咳痰症状基本消失，偶有发作，精神佳，

食欲渐增，舌淡红，苔少，脉细，上方加麦冬 12g，北沙参 15g，再予 7 剂。

[三诊] 2016 年 12 月 5 日，咳嗽不显，诸症皆除。

[按语] 该病患支气管炎诊断明确，病机也不甚复杂，然先前于外院口服抗生素及中药不效。笔者仔细诊察患者后，拟方对症下药。方中炙麻黄辛散，开腠理，宣肺气，透毛窍，散风寒，解痉平喘，乃发散肺部邪郁之良药。桑白皮、黄芩清肺热，化痰浊。杏仁走气分，降肺气之上逆；桃仁走血分，化血络之凝瘀，两者同用，一气一血，既能顺气降逆，涤痰解凝；又能化肺部瘀血，因此功效与单用迥异。车前草、鱼腥草清热排痰止咳。前胡降气化痰。浙贝母润肺清热化痰。款冬花润肺以化痰。以炙甘草调和诸药，则痰化气平咳止。肺为娇脏，久用辛散药物恐伤肺阴，故复诊时加麦冬、北沙参养阴润肺以清解余毒兼以调护。纵观全方，药味虽简，然切中病机，收效颇佳。

【案 2】陆某，女，72 岁，2016 年 6 月 29 日初诊。

主诉： 反复咳嗽 2 年余。

现病史： 患者反复咳嗽 2 年余，干咳为主，自觉有痰，咳吐不畅，伴咽痒，口干、口苦，无发热，无气促，无血痰，外院查胸部 CT 无明显异常。刻下：时有干咳，无痰，咽痒，口干，神疲乏力，腰酸，大便稀薄，胃纳及睡眠正常。

既往史： 有高血压病史，无服用 ACEI 药物史。否认食物、药物过敏史。

体格检查： 双肺呼吸音粗，未闻及干、湿啰音，心率 72 次/分，律齐，舌红，苔薄腻，脉细。

中医诊断： 咳嗽（肺肾阴虚）。

西医诊断： 慢性咳嗽。

治则： 滋养肺肾，止咳化痰。

方药： 百合固金汤加减。

百合 15g，生地黄 15g，熟地黄 15g，麦冬 15g，玄参 15g，南沙参 15g，北沙参 15g，桔梗 15g，炙紫菀 15g，苦杏仁 9g，甘草 9g，白芍 30g，莱菔子 30g，7 剂，每日 1 剂，水煎 2 次，共取汁 200ml。分 2～3 次温服。

[二诊] 2016 年 7 月 6 日，服药 7 剂后，患者诉上症均好转，舌红，苔薄腻，脉细，原方继服 7 剂。

[三诊] 2016 年 7 月 13 日，患者诉服药后口干、口苦、干咳症状减轻，夜间无咳，仍有咽痒，大便质烂，日行 2 次，舌红，苔薄腻，脉细。原方去生地黄、莱菔子，加茯苓 15g 健脾渗湿，加防风 9g、僵蚕 15g 祛风止咳，共 14 剂。

[四诊] 2016 年 7 月 27 日，患者诉干咳症状进一步减轻，仍时有咽痒，大便尚成形，每日 1 行，舌红，苔薄腻，脉细。守上方继服 14 剂。

[按语] 该案患者肺系疾病迁延不愈，久咳伤阴伤肾，虚火内生，肺失润降，

气机上逆作咳，故笔者以百合固金汤为主方，并佐以南沙参、炙紫菀润肺止咳，苦杏仁止咳平喘，莱菔子降气化痰，诸药合用，共奏滋养肺肾、止咳化痰之功效，使肺肾之阴渐充，金水相生，以达固护肺气之目的。此后患者又便溏，仍有咽痒，故去生地黄、莱菔子，加以茯苓健脾渗湿，防风祛风胜湿，僵蚕祛风化痰。《内经》曰："五脏六腑皆令人咳，非独肺也。"故笔者遣方用药之时，以肺脾肾并治、病证兼顾为要义，以获疗效。

七、内科杂病病案

【案 1】叶某，男，41 岁，2017 年 3 月 11 日初诊。

主诉：关节酸痛、周身困重不适 2 年余。

现病史：2 年来常无明显诱因自觉关节酸痛，下肢明显，周身困重、多眠、头脑昏沉，尤以夏季明显，伴精神不振，胃脘嘈杂不适，似饥非饥，手足心汗出明显，口苦，胃纳欠佳，大便黏滞不爽，夜寐一般。

既往史：痛风、高尿酸血症。

体格检查：舌淡体胖，舌尖稍红，舌边有齿痕，苔薄白，脉细无力。

辅助检查：2017 年 4 月 22 日血尿酸 619μmol/L。

中医诊断：湿阻（湿浊内蕴）。

西医诊断：高尿酸血症。

治则：健脾除湿。

方药：自拟方。

白术 45g，党参 15g，当归 15g，茯苓 15g，陈皮 9g，薏苡仁 30g，半夏 12g，虎杖 15g，佩兰 15g，桔梗 15g，萆薢 15g，桂枝 15g，猪苓 15g，荷叶 15g，苦杏仁 9g，豆蔻 6g（后下），泽泻 15g，14 剂，每日 1 剂，水煎 2 次，共取汁 200ml。分 2～3 次温服。

[二诊] 2017 年 4 月 22 日，药后自觉下肢关节酸痛、周身困重改善，手足心汗出、大便黏滞不爽仍有，夜寐欠佳，加胆南星 9g 清热化痰、玄参 15g 养阴清热，共 14 剂。

[三诊] 2017 年 5 月 17 日，药后自觉周身困重明显改善，关节酸痛、手足心汗出、大便黏滞亦减，睡眠稍有改善，守方继进。

[按语] 患者嗜食肥甘，饥饱劳倦，伤于脾胃，健运失司，水谷不化，聚湿生痰，痰湿中阻，胃失和降，则胃脘嘈杂、口苦；湿邪浸淫，留于关节，则见关节酸痛，湿性趋下，故下肢明显；湿为阴邪，阻遏气机，损伤阳气，清阳被遏，故见周身困重，头脑昏沉，多眠嗜睡；湿性黏滞，故大便黏滞不爽；舌淡体胖，边尖稍红，舌边有齿痕，苔薄白，脉细无力，亦为湿浊内蕴，且湿浊夹热之征象。今人喜食肥甘厚腻，贪凉饮冷，饮食不节，七情不和，调摄不当，脾失健运，痰浊内生，升降失调，中阳不展，导致四肢困倦，口苦，头晕、昏沉，食欲不振，舌苔黏腻，大便溏泄等"湿气重"症状，可谓流传甚广的"现代病"。

笔者治疗湿浊中阻的"现代病"喜用大剂量的白术（30～60g），取其健脾化湿除痹之意，又可升举脾之清阳之气，除周身困重；茯苓、猪苓、泽泻配伍白术，能增强健脾祛湿的作用，又可利水渗湿，使湿邪从中焦、下焦而解；二陈汤燥湿化痰，理气和中；五苓散利湿泻热；三仁汤宣畅气机，清利湿热，宣上、畅中、渗下，使三焦通畅；党参、当归健脾和营；虎杖、佩兰、萆薢、荷叶清热利湿，桔梗引药上行，增白术升举清阳之力，一升一降，条畅气机。整张方药为五苓散、二陈汤及三仁汤化裁而来，共奏健脾除湿之功。

【案2】周某，男，27岁，2016年3月2日初诊。

主诉：低热乏力半年。

现病史：半年前无明显诱因出现发热，以低热为主，体温在38℃以下，偶有高热，其间反复发作，曾往北京同仁医院、仁济医院多次就医，均未明确诊断，亦无相应治疗，刻下：乏力、心慌、精神不振，盗汗，畏寒。胃纳尚可，二便尚调。

既往史：否认。

体格检查：血压130/80mmHg 神志清，面色㿠白，营养一般，语声低微，舌淡红，苔薄白，脉细无力，口唇紫暗。

中医诊断：内伤发热（气虚发热）。

西医诊断：发热待查。

治则：益气健脾，甘温除热。

方药：补中益气汤加减。

党参15g，白术15g，茯苓15g，陈皮9g，砂仁3g，制半夏9g，柴胡9g，升麻9g，当归15g，炙黄芪30g，石菖蒲15g，郁金15g，六神曲15g，焦山楂15g，炙甘草9g，14剂，每日1剂，水煎2次，共取汁200ml。分2～3次温服。

[二诊] 2016年3月16日，偶有低热，体温在37.5℃左右，自觉乏力、心慌不显，盗汗减轻，夜寐欠安，舌淡红，苔薄白，脉细。前方加石斛15g、玉竹15g养阴，茯神15g安神，共14剂。

[三诊] 2016年4月6日，诸症不显，已无发热，无特殊不适，守前方14剂

以巩固疗效。

[按语] 本例患者发热原因不明，无明显外感诱因，宗中医学辨证论治之法，当属内伤发热之气虚发热，予补中益气汤加减，补中益气汤是李东垣甘温除热的一首代表方，李东垣说："是热也，非表伤寒邪，皮毛间发热也，乃肾间脾胃下流之湿气闷塞其下，致阴火上冲，作蒸蒸燥热。"其实质主要是脾胃元气虚馁，升降失常，清阳下陷，脾湿下流，下焦阳气郁而生热上冲出现的热象。治疗这种发热，惟当以甘温之剂，补其中，升其阳，甘寒以泻其火。辨证准确，施之得当，可取效甚捷。笔者还指出补中益气汤不仅应用在气虚发热上，在很多属"阴火"范畴的疾病上也可广泛地应用。

【案3】王某，女，40岁，2017年3月2日初诊。

主诉： 反复小便频数5年余。

现病史： 患者近5年来反复小便频数，尿常规提示隐血+～+++，镜下红细胞20～30个/HP，肾功能正常，B超示双肾及膀胱无异常，经抗感染等治疗经久不愈。神清，精神可，双目有神，面色如常，小便次数频繁，尿黄，夜尿多，无尿急、尿痛、肉眼血尿，每遇劳累后出现下腹痛，腰酸，神疲乏力，盗汗，大便微干，食纳佳，夜寐安。

既往史： 高血压病史3年，服用坎地沙坦控制血压。

体格检查： 神疲，形体中等，舌红，少苔，脉细沉。

中医诊断： 尿血（阴虚火旺证）。

西医诊断： 血尿。

治则： 滋阴降火，凉血止血。

方药： 知柏地黄丸加减。

知母9g，黄柏9g，牡丹皮12g，泽泻12g，山药15g，山茱萸12g，生、熟地黄各12g，茯苓12g，仙鹤草30g，凤尾草30g，7剂，每日1剂，水煎2次，共取汁200ml。分2～3次温服。

[二诊] 2017年3月9日，诉小便仍频数，腰酸，舌红少苔，脉细沉。原方去仙鹤草，加用墨旱莲12g、怀牛膝9g、枸杞子15g滋补肝肾，共7剂。

[三诊] 2017年3月16日，腰酸不显，小便次数较前减少，夜寐欠安，舌红少苔，脉细沉。加用茯神15g、夜交藤15g养心安神，共7剂。

[四诊] 2017年3月23日，诸症减轻，尿常规隐血±。

[按语] 方中以地黄丸滋补肾阴，知母佐黄柏有金水相生之义，黄柏补水，能清自下泛上命门之阴火；知母上则清肺金泻火，下则润肾燥而滋阴。佐以墨旱莲、怀牛膝、枸杞子补益肝肾，凤尾草、仙鹤草止血。本案采用"壮水制阳"法治疗阴虚火旺证。阴者，水也，阴虚指肾水虚；阳者，火也，火旺即指肾火旺，水火互为其

根，合而为一，不可分为二也。"壮水制阳""滋水制火""滋阴涵阳"法即用滋阴壮水之法，以抑制亢阳火盛的意思，主要通过调整阴阳的偏盛偏衰，以达到阴平阳秘，本法还可用于"肾水不足，真阴不升，而心火独亢"之不寐病，疗效亦显著。

【案4】陈某，女，60岁，2016年7月20日初诊。

主诉：长期失眠。

现病史：患者长期睡眠不佳，情志不遂时加重，入睡困难，睡眠时间短，每晚三四个小时，易醒多梦，醒后疲劳，口干口苦，胃纳欠佳，大便正常。

既往史：高血压。

体格检查：血压130/80mmHg，面色晦暗。舌边尖红，苔薄，脉细。

中医诊断：不寐（心肾不交）。

西医诊断：睡眠障碍。

治则：滋阴降火，养心安神。

方药：交泰丸合养心安神方加减。

黄连6g，肉桂3g，当归15g，川芎9g，赤芍15g，夜交藤30g，朱茯神15g，酸枣仁15g，合欢皮15g，郁金15g，半夏18g，佛手9g，灯心草0.6g，熟地黄15g，远志9g，7剂，每日1剂，水煎2次，共取汁200ml。分2～3次温服。

[二诊] 2016年7月27日，患者服药后多梦减少，口苦好转，睡眠时间无改善，胃脘反酸，舌边尖红，苔薄，脉细。原方去远志，加灵磁石、珍珠母各30g重镇安神，共14剂。

[三诊] 2016年8月10日，患者睡眠质量提高，深睡眠增多，胃脘无反酸，轻微口苦，舌边尖红，苔薄，脉细，续方14剂。

[四诊] 2016年8月24日，患者夜寐好转，多梦减少，疲倦乏力减轻，无口苦，舌边尖红，苔薄，脉细。原方去灯心草，共7剂。

[按语] 《素问·病能论》曰："人有卧而有所不安者，何也？岐伯曰：脏有所伤，及精有所之寄则安，故人不能悬其病也。"交泰丸为治疗心肾不交的常用方，药方取黄连苦寒，入少阴心经，降心火，不使其炎上；取肉桂辛热，入少阴肾经，暖水脏，不使其润下；寒热并用，如此可得水火既济。笔者将交泰丸与养心安神方合用，疗效甚佳。

【案5】王某，女，82岁，2017年4月5日初诊。

主诉：双下肢浮肿半年余。

现病史：患者半年余前无明显诱因下出现双下肢浮肿，未行检查治疗，目前患者双下肢浮肿逐渐加重，按之凹陷不起，夜尿频数，腰部酸重，畏寒，口干，胃纳一般，大便正常，夜寐欠佳，至笔者处寻求中医治疗。

既往史：否认既往史。

体格检查：双下肢重度浮肿，按之如泥，心肺功能（－），舌红，无苔，少津，脉沉细。

中医诊断：水肿（肾虚水停）。

西医诊断：浮肿待查。

治则：补肾利水。

方药：真武汤加减。

附子 12g，桂枝 15g，泽泻 15g，白术 30g，猪苓 15g，茯苓 15g，地龙 15g，当归 15g，巴戟天 15g，牛膝 9g，路路通 30g，甘草 9g，7 剂，每日 1 剂，水煎 2 次，共取汁 200ml。分 2～3 次温服。

[二诊] 2017 年 4 月 12 日，患者双下肢浮肿明显好转，口干、夜尿频数亦好转，舌红，苔少，脉沉细，效不更方，再予以原方 7 剂。

[三诊] 2017 年 4 月 19 日，患者诸症好转，舌淡红，苔薄，脉沉细，予前方加炙黄芪 9g 以益气行水、黄精 9g 以滋肾养阴，14 剂后，患者症状基本消失。

[按语] 此患者首诊时口干、舌红少苔、脉细，看似阴虚内热之象，但亦有畏寒、腰酸、夜尿频、浮肿等阳虚之证。笔者考虑阳气亏虚，阳不化水，水湿泛溢肌肤则发为水肿，水液代谢无权，不能上承于口则见口干、舌红、少苔之象，治疗当以温阳利水而非一味滋阴。结合《奇效良方》所云"水之始起也，未尝不自心肾而作"，以真武汤加减治之。果不其然，14 剂温阳利水药之后，患者口干、少津等阴虚内热症状与水肿俱退。

【案 6】潘某，女，65 岁，2017 年 5 月 31 日初诊。

主诉：自汗盗汗十余年。

现病史：患者十余年来自汗、盗汗，动辄加重。近期无明显诱因汗出加重，动则自汗出，伴乏力，夜寐欠佳，夜间盗汗，多梦，口干、口气明显，口苦，大便黏腻不爽。

既往史：否认慢性疾病史。

体格检查：面色无华，形体偏瘦，舌淡红，舌体胖，边有齿痕，苔薄白，脉细。

中医诊断：汗证（气阴两虚兼湿热内蕴）。

西医诊断：多汗症。

治则：益气养阴，清热敛汗。

方药：玉屏风散合当归六黄汤加减。

黄芪 30g，防风 15g，白术 15g，石菖蒲 9g，煅磁石 15g，煅龙骨 30g，煅牡蛎 30g，白芍 15g，五味子 15g，糯稻根 18g，浮小麦 30g，金樱子 30g，甘草 9g，熟地黄 15g，山药 15g，山萸肉 15g，丹皮 15g，茯苓 15g，丹参 15g，当归 15g，黄芩 12g，黄连 6g，广郁金 9g，仙鹤草 30g，莱菔子 15g，14 剂。每日 1 剂，水煎 2 次，共取汁 200ml。分 2~3 次温服。

[二诊] 2017 年 6 月 14 日，服药后汗出好转，仍有口干、口苦，入睡困难，多梦易惊，大便黏滞不爽，舌淡红胖，边有齿痕，苔薄白，脉细。辅中成药藿香正气胶囊。前方去石菖蒲，加女贞子、墨旱莲各 15g 加强化湿和中、养阴敛汗之功。

[三诊] 2017 年 7 月 26 日，汗出明显减少，口干明显，偶有口苦，夜寐转佳，大便正常，舌淡红胖，苔薄白，脉细。予上方不变继服 14 剂。

[四诊] 2017 年 8 月 9 日，少许汗出，口干减轻，偶有口苦，夜寐转佳，二便正常，舌淡红，苔薄白，脉细。上方去女贞子、墨旱莲，加知母、黄柏各 9g 养阴清热，继服 14 剂。

患者再次复诊时自汗、盗汗症状均基本消失，体力渐恢复。

[按语] 汗证是指人体阴阳失调，营卫不和，腠理不固引起汗液外泄失常的病症。患者自汗、盗汗并见十余年，阴血亏虚，虚火内生，营阴受蒸外泄，心液被扰，不能自藏而外泄作汗。素来体虚乏力，为肺气不足，则肌表疏松，腠理不固而汗自出。寐由阳气入阴，营阴亏虚，阳不入阴，故夜寐欠佳，多梦易惊；兼见口苦，大便黏滞，舌体胖大之肠道湿热症，组方以当归六黄汤加玉屏风散，滋阴降火，益气固表，加煅龙骨、煅牡蛎收涩止汗，辅以五味子、浮小麦、金樱子、糯稻根敛汗止汗，石菖蒲利脾湿，莱菔子以通泄大便。

二诊时患者出汗改善，大便黏滞不爽，口苦口干仍有，笔者认为此乃时至暑热季节，湿热内蕴之症突显，加用藿香正气胶囊化湿和中，清理脾湿。服药后汗出改善明显，口苦好转，夜能寐，三诊时守方不变。半个月后复诊，汗出明显改善，仍见舌红，口苦，则以原方加用知柏地黄丸滋阴降火，敛阴止汗。

【案 7】马某，女，86 岁，2016 年 8 月 17 日初诊。

主诉：自汗盗汗 1 个月。

现病史：患者 1 个月前无明显诱因出现日间自汗，动则加重，夜间盗汗，乏力明显，小便灼热感，伴口干，腰膝酸软，长期便秘，依赖龙荟丸通便。刻下：自汗、盗汗，乏力，小便灼热感，大便干结，夜寐欠佳。

既往史：有脑梗死、心房颤动病史，目前口服达比加群酯、阿托伐他汀钙片控制。

体格检查：神情疲惫，语音低微，舌边尖红，苔薄，脉细。

中医诊断：汗证（气阴亏虚、营卫不固）。

西医诊断：多汗症。

治则：益气养阴，固表敛汗。

方药：玉屏风散合知柏地黄汤加减。

黄芪 30g，防风 15g，白术 15g，煅龙骨 30g，煅牡蛎 30g，白芍 15g，五味子 15g，糯稻根 18g，浮小麦 30g，金樱子 30g，甘草 9g，熟地黄 15g，山药 15g，山茱黄 15g，牡丹皮 15g，茯苓 15g，泽泻 15g，知母 15g，黄柏 15g，枳实 15g，火麻仁 15g，莱菔子 15g，7 剂，每日 1 剂，水煎 2 次，共取汁 200ml。分 2～3 次温服。

[二诊] 2016 年 8 月 24 日，服药 7 剂后，患者便秘明显改善，仍有自汗、盗汗，舌边尖红，苔薄，脉细。原方去枳实，加淡竹叶 9g 清热通淋，黄连 6g 清热化湿，共 7 剂。

[三诊] 2016 年 8 月 31 日，患者诉自汗明显减轻，略有盗汗，小便灼热感好转，大便量多，舌边尖红，苔薄，脉细。上方去火麻仁、莱菔子，共 14 剂。

[四诊] 2016 年 9 月 14 日，患者诉自汗进一步减轻，偶有盗汗，小便灼热感好转，大便日行 1 次，正常便，舌边尖红，苔薄，脉细。效不更方，续上方巩固疗效。

[按语] 患者因年老体弱，久病耗伤气血，导致营卫不固，阴虚内生，津液外泄，而见自汗盗汗。笔者遣方用药之时，遵《临证指南医案·汗》"阳虚自汗，治宜补气以卫外；阴虚盗汗，治当补阴以营内"之旨，以玉屏风散合知柏地黄汤为主方，达益气固表、滋阴清热之效，既调和营卫治疗自汗，又滋阴降火治疗盗汗。理、法、方、药，谨守病机，丝丝入扣，气血兼顾，临床疗效，节节取胜。

【案 8】姜某，女，65 岁，2016 年 6 月 15 日初诊。

主诉： 大便不成形 4 年。

现病史： 2012 年患者于某院诊断为升结肠腺瘤伴低级别上皮内瘤变，行右半结肠切除术，术后大便不成形，日行 2～3 次，无腹痛，无黑便，无里急后重。刻下：大便每日 2～3 次，质稀薄，时有心慌，倦怠乏力，平素怕冷，胃纳少，夜寐安。

既往史： 胆囊结石切除术 10 余年。

体格检查： 面色萎黄，舌淡体胖边有齿痕，苔白腻，脉细。

中医诊断： 泄泻（脾虚湿困证）。

西医诊断： 肠功能紊乱。

治则： 益气健脾，渗湿止泻。

方药： 参苓白术散加减。

党参 15g，炒白术 30g，茯苓 30g，薏苡仁 30g，砂仁 6g，山药 30g，白扁豆 15g，陈皮 9g，甘草 6g，香附 9g，半夏 12g，焦山楂 9g，六神曲 9g，熟地黄 15g，黄芩 9g，14 剂，每日 1 剂，水煎 2 次，共取汁 200ml。分 2～3 次温服。

[二诊] 2016 年 6 月 29 日，患者诉大便仍日行 2～3 次，近日反复口腔溃疡发作，口苦，舌红质胖，苔白腻，脉细。原方续服 14 剂。

[三诊] 2016 年 7 月 20 日，患者诉大便次数较前减少，日行 1～2 次，目前口腔溃疡、唇炎无复发，口苦、口唇干裂仍有，偶有反酸。舌淡胖，苔白腻，脉细。原方加桂枝 15g、煅瓦楞子 30g、白及 12g，共 14 剂。

[四诊] 2016 年 8 月 3 日，患者大便日行 1 次，基本成形，口腔溃疡、唇炎未

再复发，口苦、口唇干裂明显改善，偶有反酸。舌淡胖，苔薄白，脉细。继服上方巩固。

[按语] 本例患者素体虚弱，加之术后损伤，致脾胃虚弱，清阳不升，湿滞内生，从而运化无权，水谷不化，故大便溏泄，完谷不化，久而不愈；脾虚精微不化气血，肢体肌肤失于濡养，则面色萎黄，倦怠乏力；正如《赤水玄珠》引东垣所言曰："又经一说中焦元气不足，溲便为之便……"师孙以脾胃气虚辨证，治以益气健脾，渗湿止泻为主。《医学入门》谓："凡泻皆兼湿，初宜分理中焦，渗利下焦，久则升提。"该患者病程较长，本案用参苓白术散健脾益气，淡渗利湿，辨病结合辨证，标本兼顾，正中病机。再以保和丸助其运化，消其积滞，双管齐下，以四两拨千斤之法，使邪去正安。三诊后，患者大便次数明显减少。

【案 9】仲某，女，41 岁，2016 年 6 月 1 日初诊。

主诉：易疲劳、畏寒多年就诊。

现病史：患者既往有甲状腺功能减退症病史多年，平素易疲劳，畏寒，夜寐欠佳，多梦，脱发，胃纳可，二便调。

既往史：白细胞减少。

体格检查：神清，两肺呼吸音清，未闻及干、湿啰音，心率 78 次/分，律齐，双下肢无浮肿，舌淡红，苔薄白，脉细无力。

中医诊断：虚劳（肾阳不足）。

西医诊断：甲状腺功能减退症。

治法：补肾温阳。

方药：金匮肾气丸加减。

熟地黄 15g，山药 15g，山茱萸 15g，茯苓 15g，丹皮 15g，泽泻 15g，淫羊藿 15g，桂枝 12g，仙茅 9g，杜仲 15g，怀牛膝 9g，女贞子 15g，墨旱莲 15g，桑寄生 9g，枸杞子 15g，制何首乌 15g，茯神 15g，14 剂，每日 1 剂，水煎 2 次，共取汁 200ml。分 2～3 次温服。

[二诊] 2016 年 6 月 22 日，患者疲劳有所好转，脱发减轻，仍有畏寒，夜寐欠佳，多梦，胃纳可，二便调，舌边尖红，苔薄白，脉细无力，原方继服 14 剂。

[三诊] 2016 年 7 月 13 日，患者疲劳好转，畏寒减轻，脱发好转，多梦，胃纳可，二便调，舌边尖红，苔薄白，脉细无力，患者疲劳、畏寒减轻，原方去杜仲、仙茅，共 14 剂。

[四诊] 2016 年 8 月 3 日，患者疲劳好转，畏寒缓解，多梦，偶有梦魇，胃纳可，二便调，舌边尖红，苔薄白，脉细无力，患者夜寐不佳，原方加首乌藤 30g、合欢皮 15g、半夏 15g 助眠，共 14 剂。

[五诊] 2016 年 8 月 17 日，患者疲劳、畏寒好转，夜寐转佳，胃纳可，二便

调，舌边尖红，苔薄白，脉细无力，患者诸症好转，随症治之。

[按语] 本患者明确为甲状腺功能减退，表现为"疲劳、畏寒、脱发、舌淡红，苔薄白，脉细无力"一派虚寒之象，辨证为肾阳不足，予金匮肾气丸治疗。考虑就诊时为夏季，患者既往未服用过中药，改附子为仙茅、淫羊藿同样可以达到温阳效果且更平和。患者经治疗后畏寒、乏力、脱发明显减轻，效果较好。患者夜寐不佳，病程中应用养心助眠之品，同时加用半夏助眠。《灵枢·邪客》曰："卫气者，出其悍气之慓疾而先行于四末、分肉、皮肤之间而不休者也，昼日行于阳，夜行于阴，常从足少阴之分间行于五脏六腑。今厥气客于五脏六腑，则卫气独卫其外，行于阳不得入于阴。"故阳不归阴是失眠的基本病机，半夏辛温，功效为燥湿化痰，但其有降逆之功，可以将浮越的心火敛降，引阳入阴而助眠。临床中有大剂量半夏助眠的记载和报道，但因其有一定毒性，不可妄投重剂，应逐渐加量。

【案 10】杨某，男，63 岁，2016 年 11 月 30 日初诊。

主诉：咳嗽、咳痰、咯血 1 周。

现病史：患者 1 周前出现咳嗽、咳痰、咯血，每日咯鲜血量为 100ml 左右，伴低热，外院胸膜活检排除肺结核，明确诊断为支气管扩张，予抗感染、化痰止血等治疗。刻下：咳嗽，咳痰色白，时咯血，低热乏力，胃纳一般，二便调，夜寐安。

既往史：支气管扩张。

体格检查：两肺呼吸音粗，两下肺可闻及湿啰音，形体消瘦，两颧潮红，舌红，苔少，脉细。

辅助检查：血常规正常。胸部 CT 示两下肺支气管扩张，继发感染。

中医诊断：咯血（肺阴亏虚）。

西医诊断：支气管扩张。

治则：养阴清热止血。

方药：百合固金汤加减。

百合 30g，麦冬 15g，玄参 30g，生地黄 30g，熟地黄 15g，当归 15g，白芍 15g，青蒿 27g，地骨皮 30g，白茅根 30g，青黛 6g，生侧柏 30g，三七粉 2g（另冲），甘草 6g，浙贝母 12g，7 剂，每日 1 剂，水煎 2 次，共取汁 200ml。分 2～3 次温服。

[二诊] 2016 年 12 月 7 日，患者服药后咯血量减少，时咯褐色血块，低热、颧红消失，舌红，苔少，脉细，原方加用茜草 15g 清热凉血止血，共 7 剂。

[三诊] 2016 年 12 月 14 日，患者咯血止，舌略红，苔薄，脉细。原方减青蒿、地骨皮、青黛、生侧柏、三七粉、茜草，加用鲜石斛 15g 加强养阴润肺之功，共 7 剂。

[按语] 患者既往有支气管扩张病史，久咳不愈，耗损肺阴，肺阴不足，虚火内生，灼肺伤津，灼伤肺络，络伤血溢，咯血乃作。本证以百合固金汤为底方，加用退虚热、凉血止血药。滋养之中兼以凉血止血、宣肺化痰，标本兼顾但以治本为主。

第四章 膏方病案

【案1】孙某，男，62岁，2016年11月27日就诊。

病史：患者头晕昏沉多年，平素有高血压病史，但血压控制稳定，近期体检发现颈动脉斑块，否认其他器质性疾病，目前头晕昏沉，神疲乏力，精神不爽，耳鸣，无耳聋，无胸闷胸痛，夜寐不佳，食欲不振，二便正常。舌暗红，苔薄白，脉细。治拟健脾益气化痰，补肾活血养心，方拟半夏白术天麻汤加减。

半夏120g，白术150g，天麻150g，茯苓150g，甘草90g，陈皮90g，黄精200g，党参150g，黄芪250g，三七100g，熟地黄150g，砂仁50g，当归150g，川芎150g，赤芍150g，郁金150g，合欢皮150g，茯神150g，枸杞子150g，葛根250g，刺五加150g，酸枣仁150g，荷叶150g，泽泻150g，生蒲黄120g，黄芩150g，玉竹150g，生山楂150g，焦山楂150g，神曲150g，炙鸡内金120g，炒麦芽150g，桑椹150g，珍珠母300g，合欢花90g，银杏90g，山萸肉150g，桑寄生150g。

另：生晒参150g，珍珠粉60g，胡桃肉150g，冰糖400g，阿胶250g，黄明胶100g，黄酒150g，山楂精60g，石斛80g，收膏。

按语：笔者认为诸病多因虚而发，六旬之人随着年纪的增长脾肾渐亏，脾为后天之本，脾虚失运则痰湿内生，气血生化乏源，气虚不能运血，气不能行，血不能荣，故而老者必有虚、久病必有瘀，痰瘀互结，阻于脉中，故见颈动脉斑块内生。肾为先天之本，肾精不足，血脉失养，不能上荣头目，肝肾不足，肝阳偏亢，夹痰上蒙，痰蒙清窍，则见头晕昏沉。如《丹溪心法·头眩》曰："头眩，痰夹气虚并火，治痰为主，兼以补气药及降火药。无痰则不作，痰因火动，又有湿痰者，火痰者。"该患者脾失健运，痰湿内生，上蒙清窍发为眩晕、耳鸣，气血生化不足，无力推动则神疲乏力，年过六旬肾精渐亏，脑髓失养更加重头晕。眩晕的发生与肝、脾、肾三脏功能关系密切，肝肾阴虚、气血不足为本，风火痰瘀为标，故而治疗应化痰活血以治标，健脾补肾而治本。笔者常以枸杞子、熟地黄、桑寄生、桑椹、胡桃肉、山萸肉补益肝肾，生晒参、黄芪、黄精、茯苓、白术、党参、刺五加、甘草健脾益气，阿胶、石斛、玉竹等滋阴养血，予三七、川芎、当归、赤芍、郁金、山楂、蒲黄等活血祛瘀，同时不忘佐以焦山楂、焦麦芽、焦神曲、鸡内金消食导滞，陈皮行气理气，以醒脾助运，令全方补而不滞。

【案 2】张某，男，54 岁，2016 年 11 月 20 日就诊。

病史：患者有高血压、高脂血症、胆结石病史，有烟酒嗜好史，平素时感头晕昏蒙，神疲乏力，口气重，肝区胀满隐痛，大便溏秘不调，小便正常，胃纳可，夜寐不佳。舌淡红，苔薄白，脉滑。治拟清热利湿兼益肾，拟方如下。

半夏 150g，白术 200g，天麻 150g，茯苓 150g，陈皮 90g，柴胡 90g，延胡索 90g，木香 90g，郁金 150g，白芍 200g，牛膝 90g，龙骨 300g，牡蛎 300g，葛根 200g，生薏苡仁 300g，车前子 150g，黄芩 150g，玉竹 90g，川芎 90g，丹参 200g，荷叶 150g，生山楂 150g，绞股蓝 150g，生蒲黄 90g，珍珠母 300g，熟地黄 200g，山药 200g，山萸肉 150g，丹皮 150g，泽泻 150g，桑寄生 150g，桑椹 150g，桂枝 150g，黄芪 300g，党参 200g。

另：生晒参 150g，石斛 150g，珍珠粉 60g，胡桃肉 150g，冰糖 400g，黄酒 150g，阿胶 300g，黄明胶 150g，收膏。

二诊：2017 年 12 月 3 日。

患者用药后头晕昏蒙之感缓解，口气渐清，神疲乏力症状好转，大便日 1 行，基本成形，但夜寐仍欠佳，血脂生化检查亦较前好转，舌尖红，苔薄白，脉滑。考虑患者脾肾功能渐复，水湿渐去，然心火偏旺、心肾不交，予前方去天麻、延胡索、车前子、牡蛎、胡桃肉，酌加黄连、生地黄、淡竹叶、女贞子滋肾水以济心火。

按语：笔者认为"四高"（高血压、高血脂、高血糖、高尿酸）患者往往为痰湿郁热所致，湿热困阻，更碍脾肾运化水湿之能，尤烟酒嗜好者更为典型。《临证指南医案·湿》曰："若内生湿邪，多因膏粱酒醴，必患湿热、湿火之症。"在治疗上，笔者首重戒烟戒酒饮食调整，而在遣方用药中，笔者认为"四高"患者，虽湿在中焦，亦影响下焦，且湿热为标，而脾肾不足为本，故而清化湿热之品必配合醒脾益肾之药，醒脾助运，条畅气机，益肾化浊，引邪外出，正合《证治汇补·湿证》曰："湿证总治，势轻者，宜燥湿。势重者，宜利便。"在膏方治疗中，笔者往往少投清热化湿之药，而更注重醒脾助运，恢复脾自身运化水湿的能力，同时兼顾斡旋中焦，条畅气机，益肾化浊，引去下焦湿热之邪。此外，笔者认为湿邪往往与瘀血并见，治疗上必以行气之品行气化湿，行气载血，并配以生蒲黄、山楂、绞股蓝、郁金等活血之品。

【案 3】沃某，男，82 岁，2017 年 12 月 10 日就诊。

病史：患者有冠心病、慢性心功能不全、慢性胃炎病史多年，近年来反复胸闷，气短，动则加重，时有腰酸膝软，下肢浮肿。夜寐不佳，畏寒，胃脘隐痛，纳呆，二便正常。舌淡红，苔薄白，脉无力。治拟补益心肾，健脾养胃，化瘀利水，拟方如下。

当归 150g，川芎 150g，赤芍 150g，桃仁 90g，郁金 150g，三七 90g，水蛭 30g，葶苈子 300g，全瓜蒌 150g，薤白 150g，枳壳 90g，桂枝 150g，白及 90g，煅瓦楞子 300g，海螵蛸 300g，甘松 60g，干姜 60g，延胡索 90g，香附 120g，葛根 300g，泽泻 150g，檀香 90g，刺五加 150g，茯神 200g，夜交藤 300g，酸枣仁 150g，柏子仁 120g，泽兰 90g，杏仁 90g，银杏 90g，陈皮 60g，黄芩 60g，玉竹 60g，细辛 30g，路路通 150g，炙黄芪 300g，丹参 200g，半夏 90g，代赭石 150g，山楂 150g。

另：白参 150g，石斛 150g，蛤蚧 2 对，胡桃肉 150g，桂圆肉 100g，冰糖 400g，黄酒 150g，阿胶 200g，龟板胶 100g，鹿角胶 100g，收膏。

按语：笔者认为心脏疾病，虚证居多，总由心脏气血阴阳不足所致。心主血脉，血液在脉道中运行，必须依赖心气的推动，因此心脏是推动血行的原动力，故有"诸血者皆属于心""心主身之血脉"之说。心气不足，则心脏本身功能减退，即无力推动血液运行，血运迟缓，病情发展而势必形成血滞、血瘀、血不养心等症。进一步发展气虚及阳，亦会累及其他脏器而出现心肺气虚证、心肾阳虚证、心脾两虚证的病理转归。而心气虚是心力衰竭的发病基础，气虚血瘀是基本病机，心阳虚是疾病发展的标志，痰饮水停是最终的病理产物，故而在心功能不全患者膏方调理上，当注重益气、活血、利水三大主旨，同时兼顾肺、脾、肾等其他脏腑，尤其与脾、肾两脏关系密切。《临证指南医案·喘》说："在肺为实，在肾为虚。"故而心力衰竭之气短必注重补肾纳气。笔者常以人参、蛤蚧、黄芪、刺五加、胡桃肉等助肾纳气，丹参、当归、川芎、三七、水蛭、郁金、桃仁、山楂、甘松等活血祛瘀，茯苓、黄芪、葶苈子、泽兰、泽泻等利水，并辅以养心安神之品，气虚及阳者则兼顾补益心肾之阳。

【案 4】陈某，男，36 岁，2016 年 11 月 27 日就诊。

病史：患者反复口腔溃疡多年，平素劳累后及夜寐不佳时易发，偶有耳鸣，劳累后腰酸，纳可，寐安，二便调。舌淡红，苔薄白，脉和缓。治拟益肾健脾，补虚清热，拟方如下。

炙黄芪 250g，黄精 250g，地骨皮 350g，知母 150g，黄柏 150g，丹皮 150g，生地黄 150g，熟地黄 150g，黄芩 150g，玉竹 150g，红景天 150g，穿山甲 50g，赤芍 150g，桃仁 90g，郁金 150g，淫羊藿 150g，桂枝 120g，当归 150g，地龙 120g，银杏 90g，茯苓 200g，白术 150g，党参 150g，灵芝 150g，柴胡 90g，甘草 90g，百合 150g，玄参 150g，金银花 90g，连翘 150g。

另：生晒参 150g，西洋参 90g，珍珠粉 60g，胡桃肉 200g，冰糖 300g，黄酒 150g，阿胶 200g，黄明胶 100g，龟板胶 50g，收膏。

二诊： 2017 年 12 月 15 日。

患者膏方服用一冬后，近 1 年口腔溃疡发作明显减少，耳鸣缓解，腰酸偶有，二便纳寐均可。舌淡红，苔薄白，脉偏细。予上方去金银花、连翘、珍珠粉，西洋参改 120g，继服一料。

按语： 笔者认为反复发作的口腔溃疡常因虚而起。或先天禀赋不足，或劳倦内伤，或久病伤及脾肾，脾气虚损，水湿不运，寒湿内生，上溃口舌，或精血不足，虚热上扰，发为溃疡。该患者口腔溃疡反复发作，结合发作诱因及伴随的耳鸣腰酸等症状，为典型脏器虚损、气血不足、免疫力低下的表现，《医宗金鉴》曰："阳虚外寒损肺经，阴虚内热从肾损，饮食劳倦自脾成。"《理虚元鉴·治虚有三本》曰："治虚有三本，肺、脾、肾是也。肺为五脏之天，脾为百骸之母，肾为性命之根。治肺、治肾、治脾、治虚之道毕亦。"故笔者治疗反复发作的口腔溃疡多从调理脾肾入手，并少佐清热、活血之品。惯用生晒参配西洋参，黄芪配黄芩以益气固本、平调寒热，六味地黄汤补肾养阴，参苓白术散益气健脾，百合、黄芩、玄参、芍药、玉竹、知母、地骨皮以养阴清虚热，地龙、穿山甲开血凝，散血聚，宣通脏腑，疏畅经络，透达关窍。

【案 5】 官某，女，42 岁，2016 年 11 月 20 日就诊。

病史： 患者于 1 个月前诞下 1 女，既往曾有生育史，此次产后 1 个月，患者自觉畏寒明显，神疲乏力，腰膝酸软，活动后气短，脱发明显，纳平，二便调。舌淡，苔薄白，脉细。治以补肾健脾，调和气血，拟方如下。

熟地黄 150g，山药 150g，山萸肉 150g，丹皮 150g，茯苓 150g，泽泻 120g，女贞子 120g，墨旱莲 120g，桑寄生 150g，桑椹 150g，枸杞子 150g，桂枝 120g，淫羊藿 150g，淡附片 60g，当归 150g，益母草 200g，通草 60g，白术 150g，红景天 150g，黄芪 250g，黄精 250g，黄芩 120g，玉竹 90g，香附 90g，陈皮 60g，砂仁 60g，夏枯草 90g，百合 150g，玫瑰花 90g，白芍 150g，赤芍 150g，灵芝 150g，合欢花 90g，炙甘草 90g。

另：生晒参 100g，西洋参 100g，石斛 100g，冬虫夏草 10g，胡桃肉 250g，冰糖 400g，阿胶 200g，龟板胶 100g，黄明胶 60g，黄酒 150g，收膏。

二诊： 2017 年 11 月 26 日。

患者服用膏方 1 年后自觉畏寒、神疲乏力明显好转，脱发减少，无活动后气短，舌淡红，苔薄白，脉偏细。予前方去淡附片、通草、夏枯草、香附、百合。

按语： 笔者认为产后病多因分娩时耗气伤血致气血两伤兼有瘀血阻络所致，尤以精血耗伤为著，多为虚而亦有实。如《景岳全书·妇人规》曰："产后气血俱去，诚多虚证。然有虚者，有不虚者，有全实者。凡此三者但当随证随人，辨其虚实，以常法治疗，不得执有成心，概行大补以致助邪。"故笔者认为，治疗产后病首当辨明虚实标本缓急，清补结合，以免犯闭门留寇之戒，所用膏方多以清补为主，而极少用血肉有情之品，重健脾而辅补肾，调后天脾胃，助脾健运而气血自生，更以醒脾之药而防补肾之品过于滋腻。同时善用玫瑰、赤芍、益母草、红景天、当归等活血祛瘀而不峻猛之药预防产后恶露不尽，该患者经健脾补肾活血治疗后症情缓解。

【案 6】张某，女，56 岁，2016 年 11 月 20 日就诊。

病史：患者有类风湿关节炎、银屑病病史多年，平素双手关节及双髋关节疼痛、畸形、肢冷、畏寒，无发热，劳累后感腰酸，无腰痛，纳可，二便调，夜寐不佳。舌淡红，苔薄白，脉弦细。治拟补益肝肾，活血通络，拟方如下。

熟地黄 150g、山药 150g、山萸肉 150g、丹皮 120g、茯苓 150g、泽泻 120g、女贞子 150g、墨旱莲 150g、桑寄生 150g、桑椹 150g、桂枝 150g、桑枝 150g、淫羊藿 150g、秦艽 90g、巴戟天 150g、淡附片 60g、羌活 120g、独活 150g、杜仲 150g、狗脊 150g、川断 150g、补骨脂 150g、鸡血藤 250g、灵芝 150g、红景天 150g、黄芩 120g、玉竹 150g、五味子 150g、刺五加 150g、赤芍 150g、白芍 150g、丹参 120g、川芎 90g、葛根 250g、当归 150g、茯神 150g、酸枣仁 150g、夜交藤 250g、桃仁 90g、百合 150g、怀牛膝 90g、黄芪 200g、黄精 250g、党参 150g、生地黄 150g、甘草 100g。

另：生晒参 100g、西洋参 100g、石斛 80g、冬虫夏草 10g、紫河车粉 50g、胡桃肉 200g、黄酒 150g、冰糖 400g、阿胶 200g、龟板胶 200g，收膏。

二诊：2017 年 12 月 18 日。

患者服用膏方近 1 年后，关节疼痛、肢冷、畏寒均明显好转，夜寐有所好转，纳可，二便调，舌淡红，苔薄白，脉弦细。予前方去淡附片，加桑白皮、细辛、生薏苡仁、地龙以加强化湿通痹之力。继服一料。

按语：类风湿关节炎属中医痹证范畴，《素问·痹论》曰："风寒湿三气杂至，合而为痹也。"结合患者畏寒、肢冷及舌脉等表现，为素体虚弱，禀赋不足，外邪乘虚而入，侵犯筋骨关节之间而发诸症，治当补益肝肾、温通经络。但此患者还患有银屑病，该病多因风热之邪入络引起，遇热愈盛，故当慎用温热之药。笔者认为遇到此类多种免疫系统疾病并存的患者，本着久病必虚、久病必瘀的原则，治疗当以扶正活血为基本大法。笔者常六味地黄丸为底，酌情加其他补益肝肾之品，并以黄芩、丹参、生地黄、百合、石斛、西洋参等以减补肾之品中的温热之气，调平寒热，同时以灵芝、紫河车、刺五加调节免疫，以桃仁、丹参、赤芍、川芎、牛膝、鸡血藤活血通络。

第五章 查房实录

一、心衰查房实录

【案】张某，男，84岁，查房日期：2017年12月7日。

主诉：反复胸闷、气促、下肢浮肿5年余，加重1周。

现病史：患者2012年起开始出现一般体力活动后胸闷气促，休息后症状能够缓解，当时心电图示心房颤动（心率62次/分），左心室肥大（具体诊治及辅助检查报告不详）当时未予重视，未进一步诊治；后患者症状反复加重，多次入住我院，经扩张冠状动脉、强心、利尿消肿等治疗症状可改善，但出院后双下肢水肿容易复现，口服利尿剂效果逐渐不佳。本次入院前1周，患者无明显诱因再次出现胸闷、气促症状加重，夜间需高枕卧位，双下肢浮肿明显，尿量偏少，胃纳欠佳，我院门诊查BNP 4068ng/L。心肌梗死三合一：肌红蛋白110.78ng/ml，余项正常。白蛋白32.6g/L。刻下：胸闷、气促，双下肢浮肿，夜眠欠安。

体格检查：颈静脉怒张，肝颈静脉回流征（＋），双肺呼吸音粗，两下肺呼吸音低，未及干、湿啰音和哮鸣音，无胸膜摩擦音，心界左扩，心率94次/分，心律绝对不齐，第一心音强弱不等，二尖瓣听诊区可闻及收缩期吹风样杂音3级，双下肢凹陷性浮肿。舌体胖大，舌淡，苔薄，脉沉。

辅助检查：BNP 4068ng/L。心肌梗死三合一：肌红蛋白110.78ng/ml，余项正常。白蛋白32.6g/L。

西医诊断：①冠心病，心功能不全，心功能Ⅲ级；②心律失常（心房颤动）。

中医诊断：心衰（心肾阳虚，水饮内停）。

治则：温通心阳，化瘀利水。

方药：益心汤加减。

党参 15g，猪苓 15g，冬瓜皮 15g，玉米须 15g，黄芪 30g，桂枝 12g，炙甘草 12g，泽泻 15g，泽兰 15g，枳壳 12g，桃仁 9g，葶苈子 30g，白术 15g，茯苓 15g，郁金 15g，当归 15g，瓜蒌 15g，共 7 剂。

病情分析：本患者为老年男性，既往冠心病病史 5 年余，平素容易双下肢水肿，近年来口服利尿剂消肿效果逐渐变差。水肿忌盐，本患者平素喜吃酱菜、腐乳等鲜咸食物，是患者反复水肿难消的原因之一。既往有高血压病史，血压最高 190/110mmHg，目前服用氯沙坦钾氢氯噻嗪片 100mg，每日 1 次，血压控制平稳。

《奇效良方》中提到"水之始起也，未尝不自心肾而作"。本患者病程日久，心肾阳虚，失于温煦，导致水饮内停，外泛肌肤，且湿性黏滞，有碍气行，以致水气不流，最终聚而为肿。根据患者症状，四诊合参，中医诊断为心衰，心肾阳虚、水饮内停证。今拟治则为温通心阳，化瘀利水。

方中泽泻利水渗湿，茯苓、猪苓之淡渗，增加泽泻利水渗湿之力；白术、党参、枳壳益气健脾以运化水湿；冬瓜皮、玉米须、葶苈子利水消肿；黄芪益气固表，兼利水；《素问》云"膀胱者，州都之官也，津液藏焉，气化则能出矣"，因此膀胱的气化有赖于阳气的蒸腾，故以桂枝温阳化气以助利水；炙甘草合桂枝辛甘化阳，合白术益气健脾，又可调和诸药；瓜蒌通阳散结。水与血皆属于阴，病理状态下两者会相互影响。水肿日久，水湿停滞，久病入络，气机不利，成为瘀血；脏腑阳气受损，血失温煦而停滞。反之瘀血阻心，心阳不振，循行不利，发为水肿。现代药理研究也发现活血化瘀的中药具有改善循环，增加肾血流量的作用。故方中加以桃仁、当归活血化瘀，泽兰活血利水，郁金行气活血。《内经》认为本病的病机与肾脏密切相关，提出"去宛陈莝……开鬼门，洁净府"的基本治则。而《金匮要略》指出"腰以下肿当利小便"。故全方以利水为主，并重视温阳化气，活血利水，以助化水。

《景岳全书》认为本病"其本在肾""其标在肺""其制在脾"，指出"凡水肿等病，乃肺脾肾三脏相干之病"。本病关键在肾，但应不忘脾失健运也会导致水液停滞，故本患者待水肿消退后，应健脾补肾以资巩固。患者服用 7 剂中药汤剂后，双下肢水肿逐渐消退，且胸闷、气促较前缓解。

转归预后：本患者经治疗水肿消退，心悸、气短明显减轻，日常活动无明显不适。但需有科学合理的生活方式，避免或减少病情反复，嘱忌酱菜、腐乳等鲜咸食物，睡觉时可抬高下肢，注意尿量，定期随访。

二、眩晕查房实录

【案1】陈某，女，79岁，查房日期：2017年11月30日。

主诉：反复头晕头痛40余年，加重1周。

现病史：患者高血压病史40余年，测得血压最高220/100mmHg，多次调整降压药物，血压控制欠佳，反复出现头晕、头痛，时有恶心欲吐，无颈项部板滞感，无视物旋转，无耳鸣，无肢体活动障碍。近期服用硝苯地平控释片30mg/d、氯沙坦钾氢氯噻嗪片50mg/d，血压高时临时加服硝苯地平。血压波动于140～184/70～88mmHg。近1周来患者自觉头晕、头痛症状加重，胸闷不舒，脘腹胀满不适，恶心欲吐，胃纳欠佳，伴有双下肢浮肿，11月26日来我院急诊就诊，测得血压210/110mmHg，查血常规、CRP正常，NT-proBNP 97.7ng/ml，ALT 59U/L，AST 54U/L，GGT 96U/L，尿素氮7.8mmol/L，肌酐71μmol/L，尿酸501μmol/L，电解质正常，心肌梗死三合一正常。急诊予乌拉地尔静脉滴注降压对症治疗。患者血压仍有波动。入院血压210/110mmHg。刻下：头晕头痛，口中黏腻，脘腹胀满，不欲饮食，二便尚可，夜寐不佳。

体格检查：神志清，气平，精神可，体形肥胖，两侧瞳孔等大等圆，对光反射存在。颈软，无抵抗，颈动脉搏动存在，颈静脉正常充盈，肝颈静脉回流征（－）。两肺呼吸音低，未及明显干、湿啰音及哮鸣音。心前区无异常搏动及隆起，心尖搏动点位于左锁骨中线第5肋处，心率80次/分，律齐，$A_2 > P_2$，各瓣膜听诊区未及病理性杂音。腹膨隆，肝脾肋下未及，双下肢轻度浮肿。舌胖，边有齿痕，苔白腻，脉弦滑。

辅助检查：11月28日心肌梗死三合一正常。血常规正常。NT-proBNP 127.8ng/L。血凝试验示凝血酶原时间9.7s；部分凝血活酶时间21.1s，D-二聚体阴性。肝肾功能示ALT 45U/L，AST 41U/L，GGT 84U/L，尿酸524μmol/L。血脂检查示总胆固醇7.2mmol/L，三酰甘油4.63mmol/L，低密度脂蛋白胆固醇4.32mmol/L，脂蛋白568.2mg/L。11月28日心电图示窦性心律，T波异常。肺CT示慢性支气管炎，两肺散在陈旧灶，两肺散在少量炎症，结合前片考虑慢性炎症可能。TCD示双侧椎动脉、基底动脉血流速度减慢。颈动脉B超示双侧颈动脉内膜毛糙增厚；双侧颈动脉分叉处多发斑块形成。心脏彩超示左心房增大、EF 72%。

西医诊断：①高血压3级，很高危；②2型糖尿病；③慢性支气管炎缓解期。

中医诊断：眩晕（痰浊中阻）。

治则：化痰息风，健脾祛湿。

方药：半夏白术天麻汤加减。

半夏 9g，白术 15g，天麻 15g，陈皮 9g，茯苓 15g，薏苡仁 15g，代赭石 15g，旋覆花 12g，砂仁 3g，肉豆蔻 3g，白芍 15g，香附 15g，生山楂 15g，荷叶 15g，绞股蓝 15g，钩藤 15g，共 7 剂。

病情分析：眩晕病位在清窍，脑髓空虚，清窍失养，或痰火上逆，扰动清窍，与肝、脾、肾三脏关系密切。元代朱丹溪提出"无痰不作眩"。徐春甫在《古今医统大全·眩晕》中认为："肥人眩晕，气虚有痰。"脾主运化水谷精微，又为生痰之源。嗜酒肥甘，伤于脾胃，健运失司，以致水谷不化精微，聚湿生痰，痰浊中阻，则清阳不升，浊阴不降，痰浊上扰，蒙蔽清窍则眩晕发作，头重如裹；痰浊中阻，浊气不降，胸阳不展，故胸闷作呕，呕吐痰涎；痰湿内盛，脾阳不振，则脘腹痞满，纳少神疲。

方中半夏、陈皮健脾燥湿化痰；白术、薏苡仁、茯苓健脾化湿；天麻、钩藤化痰息风，止头眩；代赭石、旋覆花降逆止呕；砂仁、肉豆蔻芳香和胃；白芍、香附养血柔肝；山楂、荷叶、绞股蓝祛湿化痰。

服药 7 剂后头晕减轻，精神转佳，无恶心呕吐之感，仍感脘腹胀满，胃纳欠佳，舌胖，边有齿痕，苔薄白微腻，脉弦滑。原方加紫苏梗 15g、枳壳 15g、佛手 12g 理气化痰除胀。再服 7 剂诸症皆轻。

转归预后：患者形体肥胖，高血压病史多年，眩晕经久不愈，发作频繁，难以根治。笔者查房时认为，此病机乃为阴虚阳亢，夹痰夹火，窜走经络，《医学正传·眩晕》说："眩晕者，中风之渐也。"当警惕发生中风的可能。须严密监测血压、神志、肢体肌力等方面的变化，以防病情变化。嘱患者忌恼怒烦躁、忌肥甘厚腻，按时服药，监测血压，定期就诊。

【案 2】石某，女，38 岁，查房日期：2017 年 11 月 3 日。

主诉：反复头晕 3 年，加重 2 日。

现病史：患者 3 年前常规体检发现血压偏高 150/90mmHg，有阵发性头晕、头痛，颈部僵硬酸痛，时有心中虚悬、胸部闷塞不适，偶有肢体麻木，平时常服山绿茶降压片治疗，血压控制不理想。2 日前因劳累自觉头晕症状加重，于我院急诊查血压 190/110mmHg，查头颅 CT 正常。平时无其他慢性病史，月经提前，量少色暗。刻下：头晕，视物模糊，口干，口气重，下肢不温，腰酸，小便正常，大便每日 1 行，质干，夜寐安。

体格检查：血压 166/98mmHg，神清气平，对答切题，两肺呼吸音清，未及干、湿啰音，心率 75 次/分，律齐，未及杂音，四肢肌力、肌张力正常，双下肢无浮肿。舌暗，舌黄薄腻，脉沉细。

辅助检查：2017 年 10 月 31 日我院头颅 CT 未见明显异常。

西医诊断：高血压 3 级，很高危。

西药方药：硝苯地平控释片 30mg，每日 1 次，口服；厄贝沙坦氢氯噻嗪片 1 粒，每日 1 次，口服。

中医诊断：眩晕（阴阳两虚）。

治则：滋阴温阳。

方药：二仙汤加减。

淫羊藿 12g，仙茅 12g，山茱萸 15g，当归 15g，黄柏 9g，知母 9g，熟地黄 15g，天麻 15g，牡丹皮 15g，泽泻 15g，茯苓 15g，桑寄生 15g，川芎 9g，葛根 30g，白蒺藜 9g，共 7 剂。

血压降至 160/85mmHg，自觉头目不清，疲劳乏力，下肢不温，舌苔薄黄，脉细。原方加枸杞子 15g，继服 7 剂。

血压下降至 140/80mmHg，两足怕冷减轻，手不麻，经行先期不畅有血块，舌淡苔黄薄腻，舌体稍胖，脉细，拟方如下：淫羊藿 10g，仙茅 10g，当归 10g，黄柏 10g，知母 9g，巴戟天 10g，川芎 10g，炒杜仲 12g，桑寄生 15g，怀牛膝 10g，益母草 10g，木香 10g，天麻 10g，继服 7 剂。

病情分析：在中医古代文献中，并无高血压病名的记载，但本病的一些主要症状则早有记载，如《素问·至真要大论》之"诸风掉眩，皆属于肝"，《灵枢·海论》中的"髓海不足，则脑转耳鸣"等，因此，本病可归属于"眩晕、头痛、中风"等的范畴，与肝、肾两脏关系密切。

笔者在综合历代医家对高血压症状认识的基础上，通过临床观察，认为本病初、中期病机关键是肝肾阴亏，肝阳上亢，属上盛下虚。阳亢于上扰及清窍，则面红升火、头晕头痛；阴虚于下不能上荣，则腰膝酸软，眼花耳鸣。病久阴损及阳，临床可见面色㿠白、心悸气促、形寒肢冷等症状。这一病机的改变与西医病理紧密联系，其客观病理基础与全身细小动脉硬化、管腔狭窄所致的脏器供血不足有关。高血压久病的病机较为复杂，除心肾阳虚外，每多兼夹。有阴虚火旺，炼液成痰，肝阳亢盛，化生内风；有阳虚无力运血，致血行瘀滞；有风、痰、瘀合而为患，瘀阻脉络；有肾阳衰微，膀胱气化失司，下焦决渎不利，致水液停聚，上凌心肺，泛溢肌肤。基于以上认识，提出了根据其疾病不同时期而采用相应治则。初、中期者主以滋阴潜阳；久病者，主以温补心肾。后者若有精血虚亏，而无其他兼夹，则佐以益精补血；如兼夹风、痰、瘀，则佐以息风化瘀通络；若兼夹水气凌心，则佐以利水之法。

转归预后：出院后门诊随访 1 个月，血压稳定在 130/80mmHg，头晕、胸闷、肢麻症状明显减轻。

三、心悸查房实录

【案1】蔡某，男，60岁，查房日期：2017年11月23日。

主诉：反复胸闷心悸2年余，加重2周。

现病史：患者2年前出现胸闷心悸症状，至今反复发作，劳累或情绪激动后易发，每次持续时间不定，可自行缓解，不伴有胸痛及肩背放射痛，无尿少、肢肿，无晕厥、黑矇，既往心电图提示为阵发性心房颤动，室性期前收缩。患者未及时就诊治疗。平时日常生活活动无气促。此次入院前2周，患者自觉心慌胸闷较前加重，夜间偶有心前区憋闷，无活动后气促，无胸痛气急，无咳嗽咳痰，无发热，时有头晕，无头痛，无恶心呕吐，腰膝酸软，口干，夜寐欠安。2017年11月6日我院门诊查心电图示窦性心律，频发室性期前收缩。心脏彩超示二尖瓣轻度反流。颈动脉彩超示双侧颈动脉内膜毛糙，左侧颈动脉前壁处斑块形成。刻下：活动后胸闷心悸，口干舌痛，腰酸盗汗，胃纳可，小便正常，大便质干，夜寐多梦。

体格检查：神志清楚，呼吸平稳，颈软，无抵抗、活动无受限。颈动脉搏动存在，颈静脉充盈，肝颈静脉回流征（－）。两肺呼吸音粗，两肺听诊未及干、湿啰音。心前区无异常搏动及隆起，心尖搏动点位于左锁骨中线第5肋间，心界无明显左扩，心率96次/分，律不齐，1分钟可及期前收缩10～12次，各瓣膜区未及病理性杂音，腹平软，肝脾肋下未及。双下肢不肿。舌尖红，少苔，脉细数。

辅助检查：11月20日血常规正常。NT-proBNP 139.6ng/L。心肌梗死三合一正常。肝肾功能示LDH 286U/L，余正常。血凝试验正常。D-二聚体阴性。11月20日心电图示窦性心律，室性期前收缩。

西医诊断：①心律失常，阵发性心房颤动，室性期前收缩；②2型糖尿病；③高血压2级，很高危。

中医诊断：心悸（阴虚火旺）。

治则：滋阴养血，补心安神。

方药：天王补心丹加减。

生、熟地黄各15g，玄参15g，麦冬15g，天冬15g，当归15g，丹参15g，党参15g，茯神15g，远志9g，酸枣仁15g，五味子9g，桔梗9g，川芎12g，炙甘草9g，共7剂。

病情分析：心悸的病位在心，与肺、脾、肝、肾关系密切。病机不外乎气血阴阳亏虚，心失所养，或邪扰心神，心神不宁。患者肾阴亏虚，不能上制心火，水火失济，以致心火亢盛，扰动心神，故心悸少寐。肾主骨生髓，腰为肾之府，肾虚则髓海不足，骨骼失养，故腰膝酸软、眩晕。阴虚火旺，虚火内蒸，故口干舌痛。阴精亏虚，虚火内生，津液被扰，不能自藏而外泄，则见盗汗。舌红，苔少，脉细数，为阴虚火旺之征。

方中生地黄、熟地黄、玄参、麦冬、天冬滋阴清热，当归、丹参补血养心，党参、炙甘草补益心气，茯神、远志、酸枣仁养心安神，五味子收敛心气，川芎、桔梗引药上行。

上方药服 7 剂后，心悸症状明显好转，唯失眠、头晕尚存，舌尖红稍减，气阴稍复，但心肾未能既济，虚火上扰清窍致头晕，加用生龙骨、生牡蛎安神助眠，山茱萸补益肾精。

转归预后：心悸仅为偶发、短暂、阵发者，一般易治，或不药而解；反复发作或长时间持续发作者，较为难治。如患者气血阴阳虚损程度较轻，未见瘀血、痰饮之标证，病损脏腑单一，治疗及时得当，脉象变化不显著者，病症多能痊愈。反之，脉象过数、过迟、频繁结代或乍疏乍数者，治疗颇为棘手，兼因失治、误治，预后较差。该患者病程尚短，心悸仅为阵发，未见瘀血、痰饮之标证，预后尚佳。

【案 2】陈某，女，70 岁，查房日期：2017 年 9 月 7 日。

主诉：阵发性心悸 4 年余，加重 1 个月。

现病史：患者 4 年前出现心悸，当时心电图提示室性期前收缩，未予治疗，2014 年 5 月患者心慌加重，伴胸闷，无胸痛气促，就诊查心电图示心房颤动，予普罗帕酮口服 100mg，每日 3 次，对症治疗后恢复窦性心律，维持治疗 1 个月后停药，平素症状较轻。2015 年 3 月患者因心悸症状再发，于我院住院治疗，查心脏彩超示 EF 65%，主动脉弹性减退，主动脉瓣轻度关闭不全，主动脉瓣老年性钙化，二尖瓣轻度关闭不全，二尖瓣后瓣环老年性钙化，三尖瓣轻度关闭不全。予盐酸胺碘酮片静脉治疗后转窦性心律，盐酸胺碘酮片口服维持治疗半年后停药。2016 年 2 月患者因阵发性心房颤动，再次予盐酸胺碘酮片 0.2g，每日 1 次，口服；琥珀酸美托洛尔缓释片 12.5mg，每日 1 次，口服，同年 5 月减量至 0.1g，每日 1 次，口服。2016 年 7 月 6 日复旦大学附属华东医院复查心电图示窦性心动过缓。后仍有阵发性心悸。患者既往有高血压病史，血压控制尚稳定。此次住院前 1 日自觉心悸较前加重，无胸闷、胸痛，无一过性黑矇。刻下：心悸时作，伴头胀不适，心烦，夜眠欠佳，夜间时有盗汗，全身乏力。

体格检查：血压 120/62mmHg，神志清，气尚平，对答切题，两侧瞳孔等大等圆，对光反应存在。口唇无发绀，伸舌不偏，颈静脉正常充盈，肝颈静脉回流征（−），双肺呼吸音清，未闻及干、湿啰音，无哮鸣音，无胸膜摩擦音，心界向左扩大，心尖搏动点位于左锁骨中线平第 5 肋间处，心率 54 次/分，律齐，1 分钟听诊未见期前收缩，$A_2 > P_2$，各瓣膜听诊区未及病理性杂音，腹部柔软，无压痛及反跳痛，肌卫（－），肝脾肋下未及，墨菲征（－），四肢肌力及肌张力正常，双下肢浮肿（－），病理征（－）。舌红，苔少，脉促。

辅助检查： 2017 年 9 月 6 日复旦大学附属华东医院心电图示窦性心动过缓。

西医诊断： ①心律失常，阵发性心房颤动；②高血压 3 级，很高危。

中医诊断： 心悸（阴虚风动）。

治则： 滋阴清热，养血安神。

方药： 天王补心丹加减。

党参 9g，麦冬 9g，生地黄 9g，炙甘草 9g，黄芪 30g，当归 9g，黄柏 9g，黄芩 9g，熟地黄 9g，知母 9g，栀子 9g，芦根 15g，黄连 3g，柴胡 9g，玄参 9g，天冬 9g，牛膝 15g，酸枣仁 9g，共 7 剂。

病情分析： 该患者病情特点主要为多次出现阵发性心房颤动，经内科药物复律后，患者未予正规的持续治疗，造成疾病的反复发作。年老体衰、久病失养，可致气血阴阳失调。此患者出现心烦、盗汗、乏力、失眠等阴虚之征象，为阴血亏虚，心神失养，虚热内扰，神不守舍所致，结合其舌苔、脉象，当属阴虚火旺之证。"盖阴虚于下，则宗气无根而气不归源，所以在上则浮撼于胸膺，在下则振动于脐旁"，故患者出现明显的心悸症状。治拟滋阴清热，养血安神，予以天王补心丹加减。

该方中取生地黄、玄参、麦冬、天冬养阴清热，黄芩、知母、黄柏、栀子加强滋阴清火之功效，芦根滋阴清热生津，黄连清心泻火，当归补血，黄芪、党参补益心气，柴胡疏肝，起到补泻兼施的作用。

转归预后： 患者服药后盗汗、失眠较前缓解，心烦时有阵发性发作，较前频率明显减少，继原方治疗。

【案 3】 虞某，女，84 岁，查房日期：2017 年 9 月 9 日。

主诉： 反复胸闷、心悸 12 年，加重 1 个月。

现病史： 患者 12 年前出现阵发性胸闷、心慌，当时外院诊断为阵发性心房颤动，治疗后转复窦性心律（具体用药不详），但之后仍有反复发作。10 年前行射频消融术，术后心房颤动未再发作，症状缓解。2 年前患者再次出现胸闷心慌，复查心电图提示心房扑动、房性期前收缩，予盐酸胺碘酮片口服，因出现窦性心动过缓遂停用，予华法林抗凝，但因不愿配合监测 INR 后自行停药。此次于 1 个月前患者感冒后出现胸闷心慌较前明显加重，为求进一步诊治入院。刻下：胸闷心悸，动则气促，发作时多汗，伴畏寒，肢冷，全身乏力，头晕，时有恶心，胃纳减少，无呕吐，夜寐欠佳，无头痛，无胸痛，无发热，无夜间阵发性呼吸困难。

体格检查：血压125/64mmHg，神志清楚，静息时呼吸平稳，对答切题，两侧瞳孔等大等圆，对光反应存在，口唇轻度发绀，伸舌居中，颈静脉充盈，肝颈静脉回流征（－）。两肺呼吸音粗，两肺听诊未及干、湿啰音。心尖搏动点位于左锁骨中线第5肋间，心率74次/分，$A_2>P_2$，心律不齐，各瓣膜区未及病理性杂音。腹平软，无压痛、反跳痛，肝脾肋下未触及，墨菲征（－），双下肢水肿（－）。四肢肌力、肌张力正常，病理征（－），舌暗淡，苔薄白，脉细。

辅助检查：(2015年8月12日某社区卫生服务中心)心电图示心房颤动伴慢速心室率，房室连接处逸搏（周期1.43s）。心脏彩超示：①左房、左室内径增大伴二尖瓣轻度关闭不全；②升主动脉稍增宽、主动脉瓣轻度至中度关闭不全；③三尖瓣轻度关闭不全；④肺动脉瓣轻微关闭不全；⑤左室壁收缩活动稍减弱、左室舒张功能减退；⑥中度肺动脉高压。

西医诊断：心律失常（阵发性心房颤动、心房扑动、房性期前收缩）。

中医诊断：心悸（心阳亏虚）。

治则：温补心阳，安神定悸。

方药：桂枝甘草龙骨牡蛎汤加减。

桂枝15g，白芍45g，附子9g，葶苈子15g，煅龙骨15g，煅牡蛎15g，浮小麦15g、麻黄根15g，白术15g，茯苓15g，炙甘草9g，糯稻根15g，熟地黄9g，枸杞15g，杜仲15g，五味子15g，麦冬15g，酸枣仁15g，黄芪30g，党参15g，太子参30g，共7剂。

病情分析：患者高龄，反复胸闷、心悸十余年，病程较长，且病情反复，久病失养。此次发病后患者出现心慌、气短、乏力、倦怠，多汗且肢冷，夜眠欠佳，舌暗淡，苔薄白，脉细。中医辨证乃属心悸之心阳亏虚。"阳气者，精则养神"，若心阳不足，心体心神失于温养，则心悸、失眠；汗为心之液，阳虚不能固守营阴，则汗出；心主血脉，心阳虚弱，无力推动血液，瘀血阻络，则心胸憋闷；肢冷、气短、乏力、舌暗淡，均为心阳虚之征。故治拟温补心阳，安神定悸，予以桂枝甘草龙骨牡蛎汤加减。

此方中取桂枝辛甘而温，既温振心阳，为温心通阳之要药；又温通血脉以畅血行，兼以附子增温阳之功，为君药。甘草补心，合桂枝辛甘化阳，温补并行；健脾气，资中焦，使气血生化有源，为臣药。龙骨、牡蛎重镇潜敛，安神定悸，为佐药。黄芪、党参、太子参助补气之力，五味子、酸枣仁养心安神。浮小麦、麻黄根、糯稻根敛汗。白术、茯苓助健脾之功。

转归预后：服药1周后患者多汗症状较前明显好转，偶有心悸不适。继服原方14剂，汗出、心悸诸症状均明显改善。

四、胸痹心痛查房实录

【案1】毛某，女，65岁，查房日期：2017年7月15日。

主诉：反复发作性胸闷6月余，发作性胸痛1日。

现病史：患者近半年来反复出现胸闷症状，每次发作无明显诱因，每次持续约10分钟，休息或含服麝香保心丸后可缓解。无夜间心前区憋闷及端坐呼吸发生，无尿少、肢肿，无晕厥、黑矇。平素服用心可舒片。入院前1日患者在家中洗完澡后突然出现胸骨后压榨样疼痛，胸痛彻背，大汗淋漓，自行服用麝香保心丸，5分钟后自行缓解。至某院查心电图示窦性心动过缓。血凝试验正常。肝肾功能正常。血常规示血红蛋白113g/L，余正常。肌红蛋白、肌钙蛋白正常。予丹参酮活血化瘀治疗。现患者无明显胸痛，时有胸闷，无活动后气促，双下肢不肿，无咳嗽咳痰，无发热，无头晕、头痛，无晕厥、黑矇，无恶心呕吐。追问病史，患者半年前曾有此类胸痛发作，自行缓解后未就诊。刻下：无胸闷、胸痛，畏寒，胃纳可，二便调，夜寐不佳。

体格检查：神志清楚，呼吸平稳，颈静脉充盈，肝颈静脉回流征（－）。两肺呼吸音粗，两肺听诊未及干、湿啰音。心前区无异常搏动及隆起，心尖搏动点位于左锁骨中线第5肋间，心率60次/分，$A_2 > P_2$，律齐，各瓣膜区未及病理性杂音，肝脾肋下未及，双下肢不肿。舌暗，苔薄白，脉弦。

辅助检查：2017年7月12日凝血功能正常。肝肾功能、血常规均正常。NT-proBNP 467.3ng/L。心肌梗死三合一正常。血脂正常。心电图示窦性心动过缓，T波改变。肺CT示右肺下叶小结节。两肺散在陈旧灶。

西医诊断：冠心病，不稳定型心绞痛。

中医诊断：胸痹心痛（心血瘀阻）。

治则：活血化瘀，养心安神。

方药：桃红四物汤加减。

当归15g，川芎12g，赤芍15g，桃仁9g，地龙15g，全蝎3g，瓜蒌皮9g，瓜蒌仁15g，枳壳9g，白芷12g，细辛3g，郁金15g，合欢皮15g，远志15g，朱茯神15g，共7剂。

病情分析：心痛的病位在心，与肝、脾、肾诸脏关系密切。《灵枢·五邪》指出："邪在心，则病心痛。"心主血脉，肺主治节，两者相互协调，气血运行自畅。心病不能推动血脉，肺气治节失司，则血行瘀滞；肝病疏泄失职，气郁血滞；脾失健运，聚生痰浊，气血乏源；肾阴亏损，心血失荣，肾阳虚衰，则君火失用。

心脏因本身的病变可影响肝、脾、肾的生理功能，而产生病机变化；肝、脾、肾的病机变化亦可影响到心。久之心气不足，心血亏虚，脉络不利，痰浊、瘀血等病理产物阻于心脉，致使心脉挛急或滞塞而发为心痛。瘀血阻于心脉，脉络不通，不通则痛，故见胸部刺痛，固定不移。血属阴，夜亦属阴，故入夜加重。心脉瘀阻，心失所养，故胸闷心悸。舌暗，苔薄白，脉弦。此为瘀血内停，气机阻滞之候。

方中川芎、桃仁、赤芍活血化瘀，和营通脉；瓜蒌皮、瓜蒌仁、郁金、枳壳条畅气机，行气活血；当归补血活血；地龙、全蝎活血通络；细辛、薤白温阳散寒；合欢皮、远志、茯神安神助眠。

上方药服 7 剂后，胸痛未发，胸闷缓解，唯感多食则脘腹胀满，舌暗，苔薄白，脉弦。效不更方，本方加厚朴 9g、紫苏梗 9g 理气除胀，再服 7 剂，脘腹胀满缓解，胃纳改善。

转归预后：胸痹心痛病程较长，易反复发作。病之初多以实证为主，寒凝、气滞、血瘀、痰阻之间相互影响，在实证形成的过程中，阴、阳、气、血渐虚，常交互出现，逐渐加重，若及时治疗，标本兼顾，去除诱因可稳定病情，控制疾病发展。此患者病程尚短，以心血瘀阻为主，气血阴阳尚充沛，若及时去除病因，预后尚佳。

【案 2】边某，男，60 岁，查房日期：2017 年 10 月 28 日。

主诉：头昏不适 3 年，发作性胸闷、胸痛 1 个月。

现病史：高血压病史 3 年，平素经常头晕不适，冠心病、心房颤动病史 2 年，间断服用降压药，血压控制不佳。近 1 个月来因情志不遂胸痛频发，生气后心前区绞痛，在某医院住院 20 余日症状无改善。刻下：胸闷胸痛阵作，情志不畅时易发，呈绞痛，持续 5～10 分钟，每日发作 2～3 次，含服麝香保心丸或休息后可缓解，发作时伴心慌气短，头昏头痛，动则加剧，胁脘胀满，善太息，纳食减少，二便尚调。

体格检查：血压 160/90mmHg，神清气平，面色晦滞，形体适中，对答切题，两肺呼吸音清，未及干、湿啰音，心率 57 次/分，律齐，未及杂音，四肢肌力、肌张力正常，双下肢无浮肿。舌淡，苔薄白，脉沉缓。

辅助检查：2017 年 10 月 15 日外院心电图示心房颤动，ST-T 改变；心肌梗死标志物及肌钙蛋白均为阴性。

西医诊断：①冠心病，不稳定型心绞痛，心功能Ⅱ级；②心律失常（心房颤动）；③高血压 3 级，很高危。

中医诊断：胸痹心痛（肝旺脾虚）。

治则：疏肝健脾，益肾养心。

方药：逍遥丸合生脉散加减。

柴胡 6g，当归 10g，白芍 15g，茯苓 15g，甘草 9g，薄荷 3g（后下），白术 15g，

党参 15g，麦冬 9g，五味子 10g，半夏 10g，天麻 9g，杜仲 15g，桑寄生 15g，川牛膝 9g，共 5 剂。

服药 5 剂后胸闷稍减，又见胃脘作酸，时有呃逆，余症同前，血压、舌脉同前，病久缠绵，郁火伤阴，治宜育阴潜阳，理气止酸。上方西洋参易党参，去半夏、天麻，加沉香 3g、紫苏子 10g、乌贼骨 15g，水煎服，每日 1 剂。

服药 7 剂后，诸症大减，纳食增加，头昏、头痛消失，胸闷去十分之六，心前区刺痛减少，口干咽喉有痰，咳痰不利，项背不适，舌脉同前。宜化痰活血，通脉舒络，方药：西洋参 15g，麦冬 10g，五味子 10g，制半夏 9g，白术 9g，天麻 9g，沉香 3g，三七粉 6g，西红花 1.5g，丹参 15g，川芎 9g，地龙 9g，葛根 15g，鹿角霜 15g，川牛膝 9g，浙贝母 15g。

服药 5 剂后胸闷、胸痛发作明显减少，头晕、头痛改善，咽喉及背部不适减轻。

病情分析：本例患者因生气后出现心绞痛。怒伤肝，生气后，肝失疏泄，气机郁滞，心脉不和，故见胸闷、胸痛；肝郁不畅，故见胁脘胀满，喜善太息；肝气上浮，故见头昏、头晕；气郁化火，心失所养，故见心慌。本案中医辨证肝旺脾虚，郁而不达，气阴不足，治疗以疏肝理气、健脾养血、益肾养心之法，以逍遥丸合生脉散加减。方中以逍遥丸疏肝解郁健脾养血；以生脉散益气养阴；半夏化痰止晕；天麻平肝息风；杜仲、桑寄生、川牛膝益肾。本案重在条畅气机，气行则诸症皆除。

转归预后：出院后门诊随访，病情稳定。

五、咳嗽查房实录

【案 1】刘某，女，65 岁，查房日期：2017 年 12 月 4 日。

主诉：反复咳嗽、咳痰、气促 20 余年，加重 5 日。

现病史：患者有反复咳嗽、咳痰、气促病史 20 余年，每遇气候变化而发作，每年累计 3 个月以上，予以抗感染、止咳化痰等治疗后可缓解，曾明确诊断为"慢性支气管炎、肺气肿、支气管扩张"，长期在上海市肺科医院及我院门诊随访，平时长期服用固本咳喘片及支扩养阴颗粒，吸入沙丁胺醇气雾剂等，多次入住我院治疗，发作时予以抗感染、解痉平喘为主，病情维持尚稳定。此次 5 日前患者受凉后出现咳嗽咳痰，痰白黄难咳，伴有胃纳减退，无畏寒发热，无胸痛不适，至我院急诊，查血常规及 CRP 示白细胞计数 $21.04 \times 10^9/L$，中性粒细胞 0.82，CRP

＞260mg/L，NT-proBNP 536.1ng/L，肺 CT 示慢性支气管炎、肺气肿、支气管扩张，继发两肺散在炎症，两肺散在陈旧灶，纵隔内肿大淋巴结影。予头孢美唑控制感染，咳嗽、咳痰较前稍缓解。患者既往有冠心病，目前服用"地高辛、单硝酸异山梨酯片、呋塞米、螺内酯、麝香保心丸"控制症情。患者既往有高血压病史，目前服用厄贝沙坦氢氯噻嗪 1 粒，自诉血压控制尚可。刻下：咳嗽、咳痰，痰白黄难咳，气促，胃纳欠佳，舌红，苔黄腻，脉细。

体格检查：咽红，双侧扁桃体未见肿大，两肺呼吸音粗，两肺可及散在细湿啰音，未及明显干啰音。心率 82 次/分，律齐，$A_2 > P_2$，1 分钟听诊未及期前收缩，各瓣膜听诊区未及病理性杂音。双下肢不肿。舌红，苔黄腻，脉细。

辅助检查：血常规及 CRP 示白细胞计数 21.04×10^9/L，中性粒细胞 0.82，CRP＞260mg/L，NT-proBNP 536.1ng/L。肺 CT 示慢性支气管炎、肺气肿、支气管扩张，继发两肺散在炎症，两肺散在陈旧灶，纵隔内肿大淋巴结影。

西医诊断：支气管扩张继发感染。

中医诊断：咳嗽（痰热壅肺）。

治则：清热化痰，止咳平喘。

方药：清肺化痰方加减。

桑白皮 15g，黄芩 15g，杏仁 9g，桔梗 15g，紫菀 15g，紫苏子 15g，陈皮 9g，前胡 9g，款冬花 9g，紫花地丁 30g，紫草 30g，胆南星 15g，炙甘草 9g，百合 15g，麦冬 15g，玄参 15g，共 7 剂。

病情分析：患者既往有支气管扩张病史 20 余年，每逢季节变化容易发作。本次因受凉后病情加重，咳嗽、咳痰明显，活动后气促，平素季节变化容易发作，长期使用抗生素及解痉平喘、化痰药物控制病情。此次受凉后出现咳嗽、咳痰，痰黄白，血常规报告提示炎症感染。中医学认为有声无痰谓之咳，有痰无声谓之嗽，有痰有声谓之咳嗽。患者支气管扩张日久，迁延不愈，耗伤肺阴，复感风寒外邪，入里化热，熏灼肺胃，灼津生痰，痰浊上逆，阻塞气道，肺气上逆而咳。

支气管扩张患者急性发作期多因肺脏有疾，卫外不固，复感外邪而发，在治疗上，针对六淫邪气，采用散寒、清热、润燥、疏风等治则，达到祛邪的作用，然久病正气亏虚，故在缓解期应坚持"扶正治本"，补虚固本以图根治。其次，《素问·咳论》曰："五脏六腑皆令人咳，非独肺也。"中医认为"脾为生痰之源，肺为贮痰之器"，治疗肺系疾病，应不忘重视脾胃调理。因此，本患者治疗后期，在清热化痰的基础上，也要重视脾胃的固护。正如《内经》所述："饮入于胃，游溢精气，上输于脾，脾气散精，上归于肺。"若脾气健运，运化水湿的功能正常发挥，则可避免湿、痰、饮等病理产物的产生。四诊合参，此案中医诊断为咳嗽之痰热壅肺证。故以清热化痰，止咳平喘为法，方用清肺化痰方加减。

　　方中紫菀、款冬花味甘而性温，功长化痰止咳，新久咳嗽皆适宜；桔梗长于开宣肺气，为肺家咳嗽之要药，杏仁降利肺气，二药一宣一降，助肺气宣降之复，又资止咳化痰之力；胆南星味苦性凉，清热化痰，治痰热之壅闭；紫花地丁、紫草清热解毒；陈皮理气燥湿；炙甘草既助杏仁止咳平喘，又益气和中，调和诸药。本患者咳嗽咳痰明显，痰多色黄，伴有活动后气促，故在止咳清热化痰的基础上又加上桑白皮、紫苏子、前胡降气平喘的药物。同时本患者病程较长，久病导致肺阴耗伤，故加入麦冬、玄参、百合滋养肺阴。服用 7 剂中药汤剂后患者咳痰逐渐减少，气促较前明显缓解。

　　转归预后：出院后继服上方 7 剂，以巩固疗效，嘱患者忌食辛辣肥腻，以清淡营养为宜，同时应注意避风寒，避免去人多的公共场合。

　　【案 2】冯某，男，57 岁，查房日期：2017 年 8 月 23 日。

　　主诉：咳嗽伴发热 5 日。

　　现病史：患者 5 日前受凉后出现咳嗽，畏寒发热，体温 38.0℃，至某医院急诊就诊，查血常规示中性粒细胞 0.75，余正常。查胸部 X 线示两肺未见明显活动性病变。予阿奇霉素静脉滴注、复方甲氧那明口服治疗 3 日。症情无明显好转，仍有咳嗽，痰少，干咳为主，咳剧时胸痛，发热，伴咽痛，体温最高 40℃，8 月 21 日至我院急诊就诊，血常规示淋巴细胞比率 0.16，单核细胞比率 0.13，CRP 20mg/L。肺 CT 示右肺中叶炎症，两肺上叶局部泡性气肿，两肺散在陈旧灶。现为求进一步诊治，拟"肺炎"收入我科。刻下：咳嗽咳痰，痰黄量少，咽痛口干，怕热，胃纳一般，小便色黄，大便干结，夜寐可。

　　查体：体温 38.5℃，血压 130/80mmHg，神志清晰，精神可，双侧扁桃体肿大，双肺呼吸音低粗，右肺可及少量湿啰音，未闻及干啰音及哮鸣音，腹部柔软，无压痛及反跳痛，肌卫（-），双下肢不肿。舌红，苔薄白，脉数。

　　辅助检查：2017 年 8 月 19 日某医院急诊：血常规示中性粒细胞 0.75，余正常。查胸部 X 线示两肺未见明显活动性病变。2017 年 8 月 21 日我院急诊血常规示淋巴细胞比率 0.16，单核细胞比率 0.13，CRP 20mg/L。肺 CT 示右肺中叶炎症，两肺上叶局部泡性气肿，两肺散在陈旧灶。

　　西医诊断：肺部感染。

　　中医诊断：咳嗽（风寒外束，邪热郁肺）。

　　治则：疏风解表，宣肺清热。

　　方药：麻杏石甘汤加减。

　　麻黄 9g，杏仁 9g，桑白皮 15g，瓜蒌皮 9g，生石膏 25g，桔梗 15g，黄芩 12g，橘红 9g，南沙参 15g，天花粉 9g，甘草 6g，共 7 剂。

　　病情分析：肺为"娇脏"，外合皮毛，内为五脏之华盖，主气司呼吸，易感受内外之邪，致肺失宣降而咳嗽。咳嗽的病因中医分为外感和内伤。外感咳嗽多为感受外邪所致，病程较短；内伤咳嗽，为脏腑功能失调导致，多为久病，常反复发作。该中年患者，既往无慢性咳嗽病史，此次突发咳嗽、发热，干咳无痰，伴咽痛不适，咳嗽剧烈伴胸痛，结合其舌脉，考虑为风寒外束，邪热郁肺之咳嗽，肺失清润，多见干咳为主，邪热郁闭，故见发热、咽干、咽痛。

此方中取麻黄宣肺解表，石膏清泻肺热，杏仁宣肺润肺止咳，南沙参养阴生津润燥，黄芩助石膏以清泻肺热，橘红、瓜蒌皮、桔梗润肺化痰，甘草调和诸药。

患者服药3剂后发热已除，咽干好转，咳嗽减少。

转归预后： 该患者病情为感受外邪，机体正气尚充，可与邪气抗争，经中医中药祛邪散寒、宣肺止咳治疗及西医抗感染治疗，很快痊愈出院。